救急車が来なくなる日

医療崩壊と再生への道

笹井恵里子 Sasai Eriko

JN141451

NHK出版新書
594

救急車が来なくなる日——医療崩壊と再生への道　目次

第1章 2025年、救急医療崩壊

猛烈に頭が痛い、胸が苦しい、ひどい火傷《やけど》をした、事故にあった、家族が友人が同僚が目の前で突然倒れた。あなたはそのような緊急事態に遭遇したら、どうするだろうか。

119番にコール――そう、救急車を呼びたいと考えるだろう。

日本では119番を回せば、日本全国どこにいても、救急車による救急搬送サービスを受けることができる。二十四時間三百六十五日、救急車は要請があれば現場に駆けつけ、傷病者に適切な処置を行いながら、救急医療機関へと運ぶ。

しかし今、日本のこうした救急医療が危機に瀕しているのだ。

一刻を争う事態で救急車を呼んでも、救急車がなかなか来ない。救急車が来ても、救急患者を診《み》ることのできる医師が少ないため、万全の治療を受けられない。地域によっては、すでにそんな状況が起こり始め、やがて全国に広がりそうな気配を見せている。

1　119番ではもう助からない？

高齢者だらけの救急現場

「九十五歳女性、のどに餅を詰まらせ呼吸困難」

「七十代女性、脚立《きゃたつ》から転倒」

「七十代女性、認知症患者、食事後に反応が悪い」

「八十代男性、数日前から嘔吐《おうと》。意識レベルⅠ－1（覚醒《かくせい》はしているが意識清明《せいめい》とはいえない）」


ここは、関東のとある救命救急センターだ。一日に百人超の患者が訪れる。

「お熱が出ているので……いえいえ、おなかではなくて、お・ね・つが出ています」

「腕をまっすぐ伸ばしましょう。そうです。動かないでください！　違います、腕をまっすぐです」


救急車で搬送されてくるのは、圧倒的に七十代、八十代の高齢者が多い。耳が遠い人が多いため、医師や看護師などの医療関係者は、大きな声でゆっくりと、そして繰り返し説明することが多くなる。また、生命に関わる病態であることも少なくなく、診療や処置に時間がかかる。

この病院に限らず、現代の救命救急センターは、どこも高齢者で埋め尽くされているという。東京都内の救命救急センターに勤める医師が話す。

図1-1　救急車で搬送された患者の年齢区分別構成比

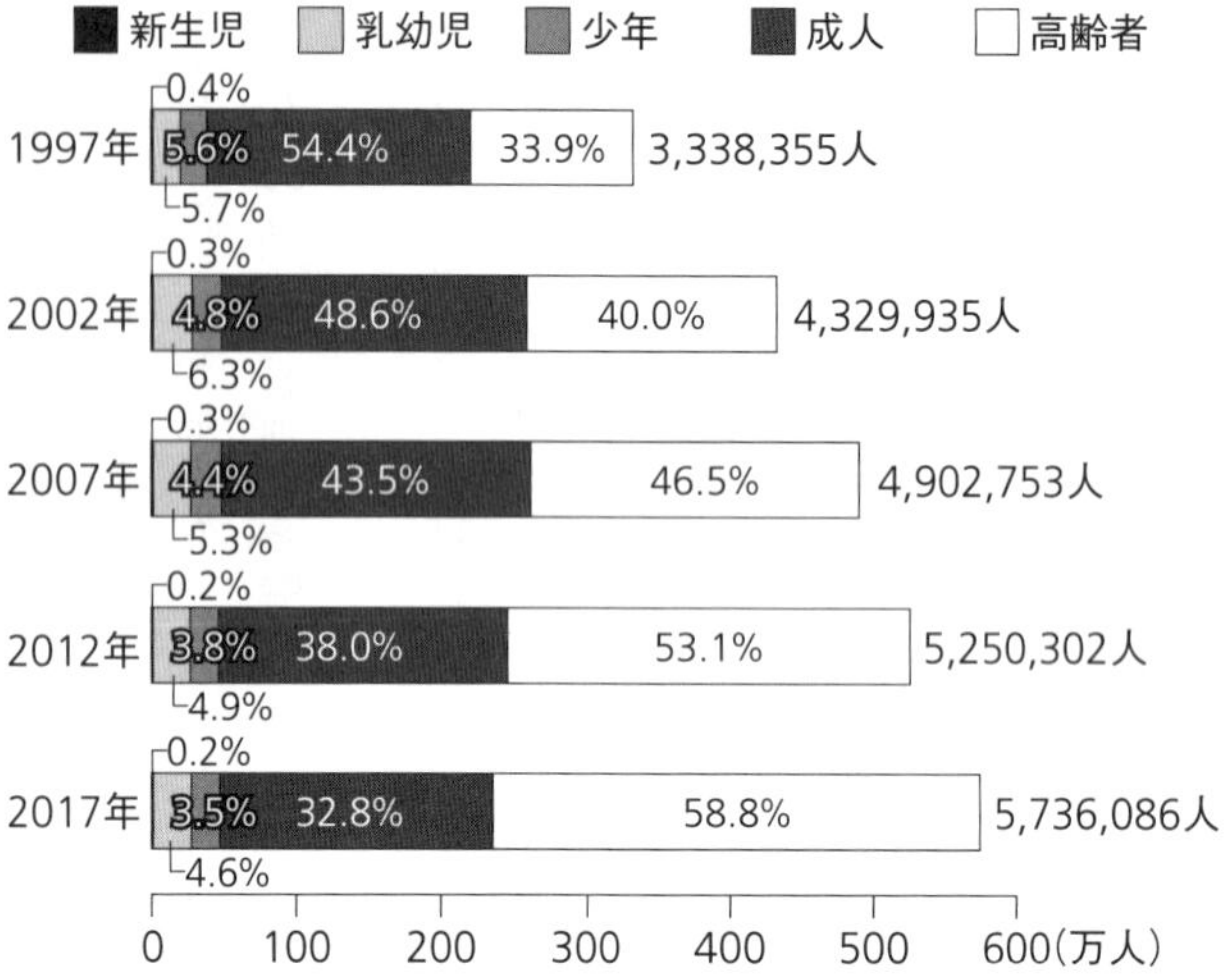

（出典：総務省消防庁「平成30年版 救急救助の現況」）

「今から三十年前の救命救急では、働き盛りの五十代、事故や自殺が多い二十代の患者が圧倒的多数でした。それが今、救命救急を受診する患者のピークは、七十代や八十代です。六十代と聞くと「若いね」というぐらい、若年者の受診は少なくなっています」

　総務省消防庁「平成30年版　救急救助の現況　救急編」には、搬送人員の年齢構成比がまとめられている（図1－1）。それによると、一九九七年は高齢者の占める割合が約三四％であったのに対し、成人は約五四％だった。それが、二〇〇七年には高齢者約四六%、成人約四三%と逆転。二〇一二年には高齢者約五三%と救急搬送の半数を超え、二〇一七年は約五九%まで上昇した。実に、救急搬送約五百七十三万人のうち、およそ三百三十七万人を高齢者が占める。

ちなみに、日本の総人口(一億二千六百万人)に占める六十五歳以上の高齢者の割合は約二八%(約三千五百万人)だ。つまり、日本の人口構成以上に救急現場は高齢者に傾いているのだった。

二〇二五年に待ち構えている危機

救命救急センターが高齢者でいっぱいになると、何が起きるのだろうか。

「それはもう、高齢者治療に追われ、若い人の突然の病気に対応できないんですよ。先日も四十代男性の会社員が心筋梗塞《こうそく》を疑われるような症状でしたが、高齢者で救急のベッドが埋まっていたので断りました」

東京消防庁では、高齢者のなかでも七十五歳以上か、それ以下かで統計をまとめている。その結果、「六十歳~七十四歳」の搬送人員数にはここ十年間変化がないが、「七十五歳以上」の年代だけが飛躍的に増加していることがわかった(図1-2)。

図1-2　年代別搬送人員の推移

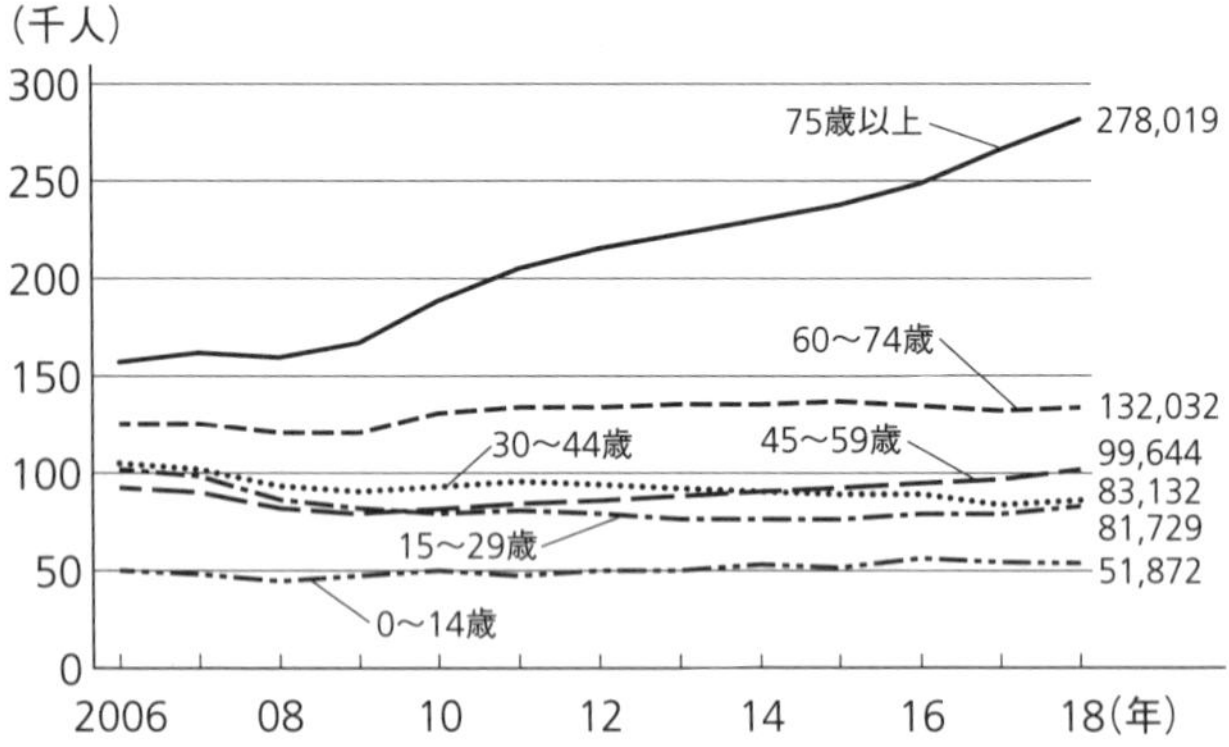

（資料提供：東京消防庁）

図1-3　救急出動件数と搬送人員数の推移（消防防災ヘリを含む）

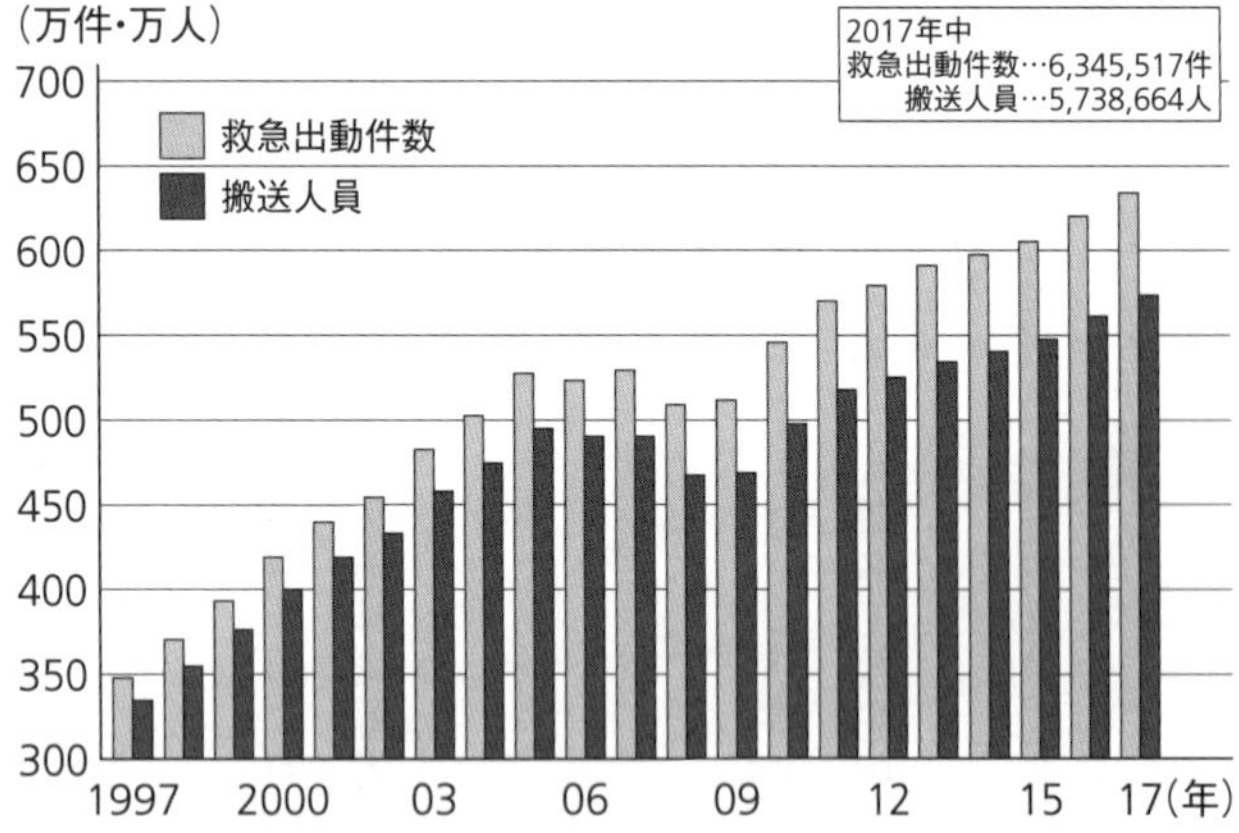

（出典：総務省消防庁「平成30年版　救急救助の現況」）

考えてみれば、年を取るほど病気を発症する確率が高くなるのだから、高齢化に伴い、救急の事態に遭遇する率が上がるのも当然の結果だ。だからこそ、救命救急の現場では、団塊《だんかい》の世代（一九四七〜四九年生まれ）が七十五歳以上になる二〇二五年に危機感を抱いている。

社会の高齢化に伴って救急搬送が増加する。それは、救急車の出動台数増加をも意味している。とくに近年は、救急出動件数、搬送人員ともに、毎年のように「過去最多」を更新しているような状況だ。一九九七年には約三百四十七万六千件だった救急出動件数は、二〇一七年には六百三十四万五千件にまで増えている（図1－3）。

高齢化がさらに進む二〇三〇年には、救急車の出動が現在の一・三六倍になると予測する報告がある。すると将来、あなたが救急処置を必要とする時、「近隣の救急車が出払っている」という状況に陥る可能性が高くなる。

年々到着が遅くなる救急車

意外と知らない人もいるかもしれないので、ここで119番の仕組みについて簡単に説明しておこう。

私たちが119番にコールすると、当地の救急管制センターがそれを受け、救急事故現場に最も近い場所に待機している救急隊が出場する。もし直近の救急隊がほかのケースで出場している時は、その次に近い救急隊に出場指令が下る。そこも出払っている時は、現場から遠く離れた場所からの出場、といった具合だ。

全体の出動件数が増えれば増えるほど、近隣の救急隊が出払っているケースは多くなるだろう。だとすれば、止むを得ず遠くからの出動となり、現場への到着が遅れてしまうことが考えられる。

容態の悪い患者にとっては、その数分の延伸は「命とり」である。実際、心肺機能が停止した患者のうち、救急隊による心肺蘇生開始までの時間が十分を経過すると、一か月後の生存率や社会復帰率が低下することが総務省の調査でわかっている。

また、国内の四人に一人は血管病で死亡しているが、その代表格である「大動脈解離」（動脈が裂ける病態）は、発症後一時間ごとに死亡率が一〜三％増加すると報告されており、二十四時間以内に約二五％が死に至る（医学雑誌『CEST』による）。脳梗塞などは、少しでも早く救急車が到着すれば、命が助かるだけでなく、機能的予後（後遺症）も変わってくる。

図1-4　救急車の現場到着時間と病院収容時間の推移(全国平均)

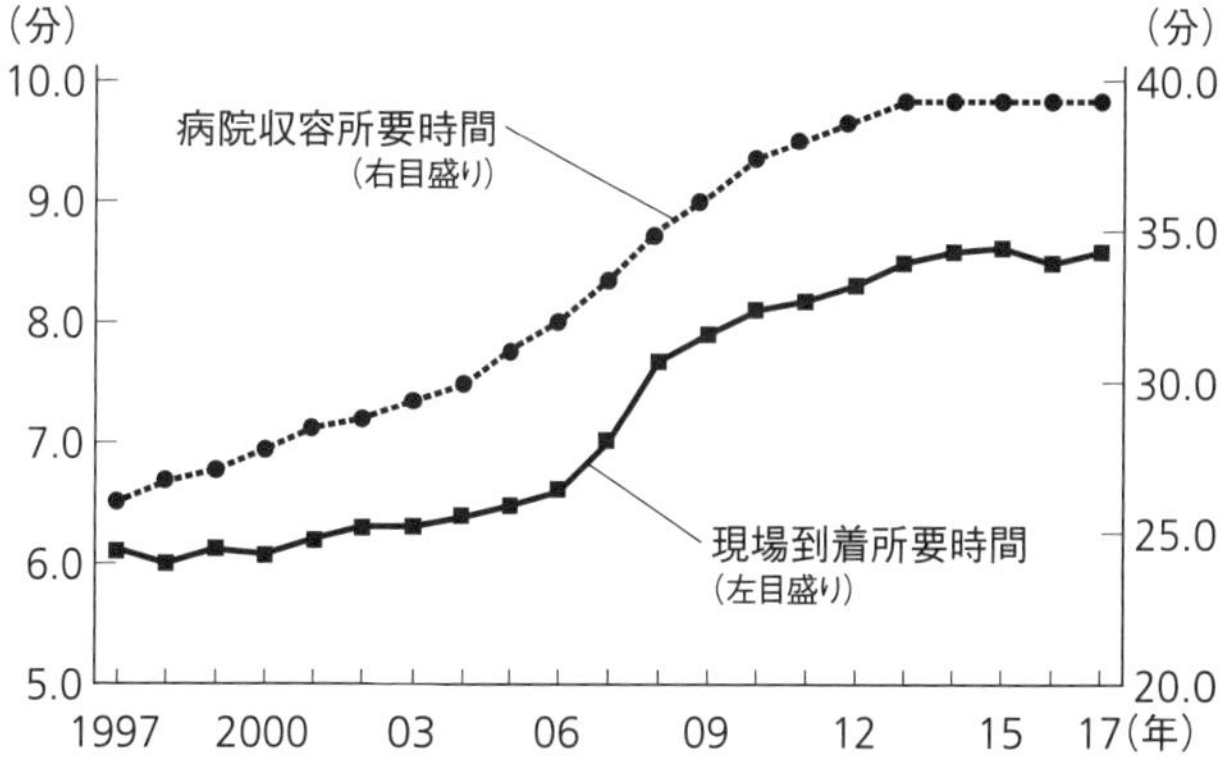

(出典:総務省消防庁「平成30年版 救急救助の現況」)

近隣の救急車が出払ってしまい、緊急事態に現場に救急車が来なくなる——もしあなたの妻が、夫が、両親が、目の前で倒れたとする。医師でも救急隊員でもないあなたは、意識がない大切な人を前に「やることがない」のだ。

救急要請を受けてから、現場に到着するまでの時間をレスポンスタイムという。総務省消防庁が行った全国調査のデータによれば、二〇〇七年には七・〇分であったレスポンスタイムの全国平均値が、二〇一七年は八・六分と、十年で一・六分も延伸されている(図1−4)。

救急隊員も、いかに現場に早く到着するかという点に頭を悩ませている。

東京消防庁では、二〇一六年より救急隊の現場到着時間を短縮させるための取り組みの一つとして、時間帯によって救急隊の待機場所を変更している。たとえば、日中の時間帯は救急要請が多い「東京駅エリア」に、夜間は深夜まで多数の人が集まる「新宿エリア」に救急隊を待機させている。その結果、東京駅や新宿エリアに限れば〇・八分～一・八分の短縮効果が得られた。しかし東京消防庁全体でみると、二〇一七年は前年比で十一秒、二〇一八年は前年比で七秒の短縮にとどまっている。

１１９番に通報してから現場に到着するまでのレスポンスタイムは十分を超え、東京都は全国ワーストだ。「救急」としては遅すぎると言わざるを得ない。

心肺停止患者の蘇生のチャンスは一分経過するごとに七～十分低下し、十分を超えると絶望的という海外の報告もある。このままのペースで現場到着時間が延伸していくと、国内の救急車は「蘇生が期待できる時間内」に駆けつけられない事態に陥る可能性が高い。

ガイドラインに遠く及ばない実態

それでは、何分で到着するといいのだろうか。

世界各国から専門家が集まり、医学的根拠をもとに作られた国際コンセンサス（公式声明）がある。それをもとに、日本の状況に照らし合わせて作成されるのが「ＪＲＣ蘇生ガイドライン」だ。

そこには「救急通報から救急隊が現場に到着するまでの時間を六・七分から五・三分に短縮したところ全心停止傷病者の生存率が三三％改善した」と記されている。しかしながら、そもそも短縮前の六分台を達成しているのは京都のみで、どの地域もガイドラインで示される研究例からは程遠いのが現状だ（表1－1）。また、「身体的疲労のため、市民は五～六分で胸骨圧迫できなくなる」ともいわれている。

１１９番の通報から救急隊の現場到着までの時間で目指すべきは六分台だろう。これは、二〇〇六年以前には達成していた数字でもある。そして死守すべき最低ラインは、前述した総務省調査で「救急隊による心肺蘇生開始までの十分超えが生存率を低下させる」ことが明らかな以上、十分以内におさめることだと考えられる。

先に東京消防庁の例を挙げたが、こうした状況に対して、国や各自治体が手を打っていないわけではない。毎年、各地域で救急隊が増強されているものの、焼け石に水の状態だ。これから救急出動件数がますます増加していくなかで、「現状よりも早く」駆けつける、根本的な解決につながる策は見つけられていない状況だ。

表1-1　都道府県別にみた救急車の平均現場到着時間

都道府県	合計出動件数	平均到着時間
北海道	253,148	7.8
青森	47,811	8.4
岩手	51,350	9.8
宮城	106,048	8.4
秋田	40,748	8.7
山形	43,849	8.9
福島	82,334	9.6
茨城	129,925	9.3
栃木	80,721	8.4
群馬	92,333	7.7
埼玉	347,140	8.4
千葉	317,578	9.1
東京	789,885	10.7
神奈川	469,432	8.3
新潟	102,241	8.9
富山	42,642	7.0
石川	43,873	7.3
福井	29,144	7.3
山梨	40,586	8.7
長野	97,099	9.1
岐阜	88,049	7.9
静岡	166,377	8.7
愛知	344,479	7.5
三重	94,160	8.5
滋賀	63,960	8.4
京都	140,243	6.9
大阪	576,597	7.3
兵庫	285,265	8.2
奈良	71,170	9.1
和歌山	52,278	8.2
鳥取	26,629	8.5
島根	31,085	9.2
岡山	89,599	8.6
広島	132,738	8.3
山口	67,774	8.8
徳島	34,780	8.2
香川	47,758	8.2
愛媛	68,673	8.5
高知	41,056	8.9
福岡	256,515	7.8
佐賀	36,306	9.3
長崎	67,056	8.9
熊本	88,986	8.8
大分	55,310	8.3
宮崎	45,371	9.6
鹿児島	83,891	9.1
沖縄	78,155	8.4
合計	6,342,147	8.6

（2017年中　単位：件、分）

（出典：総務省消防庁「平成30年版 救急救助の現況」）

「すべての命を助けるのが正しいのでしょうか」

「救急医療の量と質、ともに維持するのは厳しい」

現場の医師からも、救急患者の増加に悲鳴があがっている。

「ほとんどの救急医は、人の命を救いたいと思ってこの仕事をしています。しかし厳しい言い方ですが、すべての人間の命を助けることが是なのでしょうか」

この医師は、今のような救急医療の考え方では、近いうちに「崩壊」するのではないかという。「今のような」とは、三十代の働き盛りも、九十代の寝たきりの高齢者でも、同じパワーで命を救うことを意味する。

「私たちの救命救急センターでは、年間一億円以上の補助金を国から受け取っています。その資源、つまり医師もお金もすべてを平等につぎこむことが正解なんでしょうか」

そもそも救命救急センターとは、文字どおり重症患者の「命を救う場所」で、救急医療のなかでも「最後の砦《とりで》」といわれている。その現場で働く医師から、このような言葉が出てくるほどに、救急医療の現状は悲惨なのだ。

救命救急センターが各地に登場したのは、高度経済成長期の頃だ。一九七〇年、交通事故の死者数が年間一万六千人を超え、日清戦争での戦死者数（二年間で約一万七千人）を上回り、「交通戦争」の時代と呼ばれた。交通事故に遭う歩行者が激増し、重症外傷の患者の搬送先が決まらないことが問題になった。

こうした状況に対応するため、一九七七年、これらの救急患者を専門的に受け入れる施設を「救命救急センター」として特別に整備するシステムが登場した。当初は人口百万人あたりに一カ所を目標として整備が進められたが、現在ではおおむね人口四十五万人あたりに一カ所が整備されるに至った。全国に二百八十九カ所の救命救急センターがある（二〇一八年九月時点）。

昭和から平成に入ると、徐々に交通事故が減少していく。実際、救急搬送のうち交通事故が占める割合は、平成元年には二四・三％だったが、平成の終わり、二十九年には七・六％となっている。

こうした状況の変化とともに、救命救急センターの主な役割は「外傷」への対応から、心筋梗塞やくも膜下出血など、働き盛り世代に発症しやすい「疾病《しっぺい》」への対応に移っていった。具体的には、心肺停止状態にある患者に対して、人工呼吸や心臓マッサージ、電気ショックなどを与えて蘇らせる「心肺蘇生」の措置が柱になっていく。

意外に思われるかもしれないが、平成になってまもない頃は、救急車のなかで心肺停止状態の患者に対して蘇生措置をすることができなかった。

しかし救急救命士法が一九九一年に成立し、それまで「運び屋」だった救急隊員も、心肺蘇生の措置ができるようになる。ひと昔前ならば絶望的な状況であった命も助かることが稀ではなくなってきた。

2 患者が選別される時代へ

「助けるべき命」と「助からなくてもいい命」

救急医療の進展で助かる命が増える――本来喜ばしいことのはずだが、現場は深刻な悩みを抱えている。というのも、救急医療で選別されるのは重症度や緊急性のみで、「年齢」や「生活の自立度」がいっさい考慮されていないからだ。

ある医師は、自分たちのなかで「年齢」によって救急患者の受け入れ可否を考えている部分がある、と暗い胸のうちを吐露《とろ》する。

「われわれも絶対に救いたい、助けたいと思う命がある。その命を救うためには、ベッドに余力がなくてはいけません。だから高齢者を断り、助けるべき命に医療資源を注ぎたいと考える時があります」

助けるべき命――裏を返すと「助からなくてもいい命」があるということだ。

もちろん建前上は「すべての命は平等である」と、どんな医療関係者も答えるだろう。しかし、高齢化が著しく進み、救急車の出動件数にも歯止めがかからない現在、平等な救急医療が実現できる状況にあるのかは疑問だ。

市民病院としての歴史が長く、数多くの救急患者を診療してきた堺市立総合医療センター（大阪府）救命救急センター長の中田康城《やすき》医師は「このままでは、現場が疲弊するのは間違いない」と警鐘を鳴らす。

「かつて当院は設備として不十分な中で救急患者を受け入れていたため、救急車による患者受け入れ数が十年前で年間四千五百件程度でした。二〇一五年に待望の救命救急センターが新設され、あらゆる重症患者を受け入れるようになり、現在は年間受け入れが九千件を大きく超えています。しかし、それでも応需率が七〇％から七七％程度までしか上がらないんです」

応需率というのは、救急車からの患者受け入れ要請に対して、実際にどれくらい患者を収容（応需）しているのかを示す指標である。つまり、堺市立総合医療センターでは救急車の受け入れ台数を二倍にしても、応需率が一〇〇％になるどころか、ほとんどその比率が伸びていないのだ。それほど、救急患者の受け入れ要請が増えているといえる。

「当院だけではありません。どの病院も救急搬送は増えています。救急現場は、受けても受けても、どんどん球が投げ込まれてくるような状況です。だから、球によっては受けることができなくなっている」

救急の場合、基本的には初めてその病院を受診する患者が多い。巷では、長時間待たされた挙句、医師による実際の診察は短い「三分診察」などが問題視されるが、救急現場では一時間があっという間に過ぎる。初めての患者に一から問診を行い、検査や縫合などひととおりの処置を行うためだ。さらにいえば、重症患者は医師一人の手ではとうてい追いつかない。生死を分ける救急医療では決して手抜きできない。

「重症患者を数人抱えている時に、救急隊から患者受け入れ要請が来ると、「当院ではすぐに対応できないので、別をあたっていただけますか」とお断りするしかない。結果として、それが七七％の応需率になり、四人に一人は断っている状況になっています」

「たらいまわし」の仕組み

では、ある病院が救急患者の受け入れを断るとどうなるのだろうか。

当然、救急隊は次の病院を選定して連絡する。一件目の病院と同じように、次の病院にも、またその次にも断られたらどうだろうか。複数の病院に受け入れを拒否されて、肝心の患者が不幸に至ることは、「たらいまわし」問題としてたびたび社会で注目を浴びてきた。

119番コールをしてから「救急車が現場に到着するまでの時間」、すなわちレスポンスタイムの短縮が重要であることはすでに述べた。一方、救急患者のたらいまわし問題は「現場から医師に引き継ぐ時間」を長くしてしまっている。

質の高い救急医療を実現するためには、「119番にコールしてから病院に収容されるまで」のトータルの所要時間が短くなければならない。実際に統計を見ると、一九九七年にはトータル二十六分だったが、二〇一七年では三十九分と、約十三分も延伸されている(図1－4参照)。

たらいまわし問題は、実は古くて新しい問題である。その構造的な問題点を整理するために、時代をさかのぼって、一九八五年十二月に起きた「たらいまわし」の原点ともいえるべき事例から振り返ろう。「勇気ある大学生」として称えられた、滝口邦彦さんの痛ましい死亡事故だ。

ある日の深夜、東京都・蒲田の路上を滝口さんが友人と歩いていると、反対側から男がものすごい勢いで走ってきた。後ろからは「どろぼー、どろぼー」という叫び声。男が走り過ぎると、別の男が追いかけてきて「つかまえてくれ」と叫んだ。スポーツで鍛えていた滝口さんがとっさに走り出し、その男（強盗犯）を追いかけた。

友人があとを追いかけると、路地を曲がったところで、滝口さんが「くの字形」になって倒れていた。「どうしたんだ」と抱え起こすと、押さえた左わき腹から大量の血が流れ出たという。強盗犯に刺されてしまったのだ。

救急車は、当時の平均時間である六分半以内に到着し、滝口さんは救急車内に収容された。しかし、そこから救急隊員が受け入れ先の病院を探したところ、「外科の当直医が手術中」「重症者に対応中」「術後の観察室が満床」などの理由で、五つの病院に次々に断られた。

六つ目の病院でようやく受け入れが決定したものの、最も効率的な収容をした場合に比べて二十分も遅れ、119番通報からは四十分もの時間が経過していた。救急車が病院に到着した時には、すでに滝口さんの意識はなく、呼吸や脈拍も止まり、心臓も停止していたという。そして、収容先の病院で死亡が確認される。死因は出血多量だった。

当時、この事件はテレビや新聞で大きく報道された。

「もしすぐに病院に搬送されていたら助かったのではないか」

世の中の多くの人はそのように考えた。救急医療体制の不備に問題を投げかけた事件といえる。

現代版たらいまわしの問題点

東京都では、滝口さんの死をきっかけに救急体制の総点検を実施した。翌一九八六年三月、都内十三カ所の救急医療機関との間に、直通専用線（ホットライン）を設置。ベッドが満床の場合であっても、重症患者には応急措置を行い、すみやかに別の病院を確保するなどの改善策が出された。

しかし、その後も「重症者のたらいまわし」がないわけではない。二〇〇〇年代に入ってからは、主に妊産婦のたらいまわし事件が起き、そのたびに医療体制の不備が指摘された。

だが、実は現代における救急医療の「たらいまわし」は、こうした重症患者よりも、一見すると生命に関わらないような軽症の肺炎や四肢の骨折など、中等症以下の患者に対して多く起きている。

その理由は後述するが、これに関しては二つの面から問題がある。

一つは、救急隊が駆けつけた当初は中等症であっても、断られ続けるうちに重症化してしまうことだ。もう一つは、どのような理由であれ、たらいまわしで搬送先が決まらない限り、その救急車を占拠してしまうことになる。すると、近くでより深刻な重症者が発生した場合でも、救急車の到着時間が遅れてしまう。次の傷病者にとって救急車が来ないという状況になるのだ。

このように、たらいまわしにされるのが中等症以下だからといって、このまま放置しておいてよいわけではない。

もちろん、問題解決のために各自治体も動いている。たとえば東京都は、二〇〇九年、「救急医療の東京ルール」を設定した。受け入れを五回断られたケースに対し、地域の医療機関が相互に協力・連携して、救急患者を受け入れるルールを策定した。

以来、受け入れ困難事例は減少しているが、それでも東京都は病院収容までのトータル時間が五十分と、レスポンスタイムと同様に全国ワーストだ。全国平均の三九・三分と比べて大幅に遅いばかりでなく、「勇気ある大学生」事件の時よりも搬送時間が長くなっている。

はっきり言えるのは、救急隊が一回、二回、三回……時に五回、そして十回以上電話しても、搬送先の病院が決まらない事例は、今なお起き続けているということだ。

3 崖っぷちの救急医療

病院が救急から手を引き始めた

このように、救急医療の崩壊はすぐそこにまで迫っている。似たような様子は、別の場所でも見られるようになってきた。驚くべきことに、全国各地で救急医療から撤退する病院が出てきたのだ。

二〇一九年六月、「市立大津市民病院で救急医療に携わる医師の大半が一斉に退職する」というニュースが流れた。市消防局によると、二〇一八年に救急搬送した合計一万六千人のうち、およそ二五%を同院が受け入れていたという。もし同院が救急医療から完全撤退することになれば、滋賀県大津市の救急患者のうち、四分の一が他院へまわされることになる。これらの病院の負担が重くなるのは想像に難くない。

ニュースが報じられて以降、市立大津市民病院のホームページには「当院の救急に対する不安を与えるような事実に反する報道が一部ありましたが、今後もこれまでと変わらず救急患者の受入・治療を行ってまいります」とある(二〇一九年六月十一日付)。仮に医師たちの一斉退職が事実だとしても、ほかに救急医療に携わる医師を立てればいいわけだから、救急患者を受け入れることは可能だ。だが、もしかすると医師の人手不足に悩んでいる可能性はあるだろう。

同院のホームページでは「安易に救急外来を受診すること」に警鐘を鳴らす、次のような文面が見られる。

救急外来の敷居が高いことで本当に重症の患者が、救急外来の受診を我慢するようなことがあってはいけませんが、本当に救急医療を必要とする患者さんが適切な医療を受けられるように、休日や夜間の安易な受診を控えるなど、受診者一人ひとりのモラルの向上が必要です。

救急患者を受け入れたいが、人手が不足するなかで、これ以上患者さんを受け入れるのは厳しい——市立大津市民病院のホームページからは、そんな思いがにじみ出ているように筆者には感じられた。

ある医師の悲痛な訴え

全国に先駆けて、一九七七年に救命救急センターを開設した広島市立広島市民病院（広島県）においても、近年は救急車を受け入れることがより厳しくなってきたという。

広島市民病院は、重症の救急患者対応や、がん拠点病院として高度医療を担ってきた。救命救急センターに加え、軽症患者を受け付ける「救急科」（ＥＲ）を増設したのは二〇〇六年のこと。広島市からの要請を受け、救急医療体制を整備したのだ。これによって、軽症患者は救急科で治療を受け、救命救急センターでは重症患者のみが集中治療を受けられる仕組みになった。

理想的な構造に思えるのだが——同院の「応需率」は低い。筆者が指摘すると、救命救急センター主任部長の西岡健司医師がうなずき、重い口を開いた。

「救命救急センター設立当初は、すべて受けていたんです。それが今、どんどん応需率が落ちてきている。重症患者の治療に専念できる医師がいないんです。だから、その時いる医師でやるしかない。そうすると、「それでもいいですよ」と言ってくれる一部の医師に負担がかかる。四十八時間勤務とかザラです」

ややこしく感じるかもしれないが、つまりはこういうことだ。

広島市民病院の「救急科」には救急専従医がいるのだが、重症患者を担う「救命救急センター」には専属の医師がいない。どの医師も他の診療科と兼務している状態だ。実際、西岡医師も循環器内科部長を兼任している。

すると、どんなことが起きるか。

「日常の循環器科の業務が膨大にあるなかで、突発的にやってくる重症の救急患者さんの対応もしているので、大変過酷な労働環境です。たいていの医師はスペシャリティを磨きたいんです。内科なら内視鏡を勉強したいし、循環器だったら心臓カテーテルを極めたい。だから、いろんな科が入り混じる救急の集中治療をしたいという医師は、なかなかいないんです」

私たち患者の立場からすると、どんな疾患でも診ることのできる医師は、映画や小説に出てくるスーパードクターのように思える。しかし実際の医師にとっては、循環器も救急患者の集中治療もできることは「勲章」にならないのだ。それよりも「この手術ができるのは、自分を含めて日本で十人しかいない」といった、「独自の技」を持つ医師のほうが医学界では尊敬される。

「広島市にこの病院が必要だと思うから、愛をもってやっています。ですが、この体制を続けることが、本当に患者さんのためになるかどうか……」

このままでは診療の質が落ちると西岡医師は繰り返す。

「たとえば……」と、同院救命救急センター所属の看護師長杉山直子さんが言う。

「胸痛を訴える患者さんが来たとします。胸痛だから循環器専門の医師が診る。でも診察しても循環器系でとくに異常はみられない。もしかすると肺炎かもしれない。診断がつかないと、呼吸器内科の医師につなぐのが大変です。ほかにも意識障害の患者さんが来たとして、低血糖なのか大量服薬なのか、それともまた別の疾患なのか……その診断をつけるのが、専門の先生では並大抵のことではありません。また、いくつかの科が複合しているような症状……たとえば低血糖に肺炎を合併しているとなれば余計にややこしい。やはり、急性期の重症患者の集中治療をしてくれて専門につなぐ、救急に詳しい先生がいるのが理想です」

たしかに、重症患者の診断と初期治療はたやすいことではない。それは、文字どおり「救命救急」の仕事だ。しかし同院では、軽症を診る救急科にはいる救急専従医が、重症患者を診る救命救急センターにはいない。この点が苦しい事態を招いているのだった。

専門医不在で小児死亡

ここで、何でも診られる救急医の不在が、不幸な結末につながった事例を紹介しておこう。

二〇〇二年九月、岩手県一関市に住む生後八か月の男児に、一日夜から発熱・下痢《げり》・嘔吐の症状が出た。さっそく同市内の病院で診療を受けたが、三日夜になっても症状が改善せず、両親は救急指定の病院に連絡した。しかし「眼科医しかいない」と断られ、次の病院も応答がなく、他の総合病院でも「整形外科医しかいない」などと断られた。

このように、救急診療に従事する専門医がいない病院では、各診療科の医師が当番制で救急診療にあたるケースが大半だ。その際、当直医の専門外の症状を訴える患者は断られてしまいがちだ。当直医からすれば、救急要請のある患者に対して「助けたい」気持ちはあっても、ミスをしたくないからと診療に積極的になれないのだろう。

男児の両親は、結局、眼科医しかいないという一件目の救急病院を受診した。当直の眼科医は、非番の小児科医をポケットベルで呼ぼうとしたが連絡がつかず、応急処置を施しただけで帰宅させた。しかし翌朝、自宅で男児の呼吸が止まっているのに気づいた両親が119番通報。再び同院に運ばれたが、すでに死亡していた。

「ほかの病院で断られた患者に勇気をもって手を挙げる。しかし結果が悪いと非難される。そうすると一番いいのは、すみませんと最初から診療を断ることです。医者だって訴えられたくありません」

ある医師はそう話す。似たような例では、新幹線や飛行機で救急患者が発生し、「どなたかお医者さんはいませんか」というアナウンスが流れた場合がある。医師七百五十八人を対象としたあるアンケート調査では、「飛行機・新幹線内で救助要請に応じる」と回答したのは、わずか三四%。要請に応じた経験のある医師のうち約二五%は「今後は応じない」と回答した。

躊躇《ちゅうちょ》する原因として、医師の八九%が医療過誤に対する法的責任が不明瞭である点を問題にしている。業務上過失致死傷罪などで訴えられ、犯罪者扱いされることを危惧《きぐ》しているのだ。

医療の進歩に伴い、各診療科の医師たちは、高度に専門分化された診療を担当する。当然のことだが、専門分野に特化した医師は、どうしても専門外に弱くなる。こうした状況で、夜間や休日に当直で救急当番が回ってくれば、不安になって患者を断るのも無理はないだろう。

一関市のケースでは、同市の小児科医不足が議論となった。しかし、本質的には救急医が充足していれば、こうした問題は解決すると筆者は考える。とくに医師不足になりやすい地方こそ、科を問わずに何でも診られる救急医がいるとよいだろう。

救急医がいないため、救急医が足りないために、救急患者を断るケースを責めることはできない。救急医ではない医師が、勇気をもって手を挙げて事故が起きてしまう場合も同様だ。しかし、その狭間で亡くなってしまう患者を思うと胸が痛い。

働き方改革で生まれる救急車難民

ここまで見てきたように、各地の病院で救急医療の人手不足から救急部門の閉鎖や、応需率の低下が相次げば、今後は路上から出発できずにいる「救急車難民」が出る可能性がある。

東京医科歯科大学（東京都）救命救急センター長の大友康裕医師は「患者さんは、現状の医療を受けられなくなりますよ」と指摘する。

「すでに純粋に救急を診る医者の数が減ってきて、受け入れ能力が落ちている病院があります。それでも現在は「患者を助けたい」という情熱のある医師が救急医療を支えている側面がありますが、政府が進める「働き方改革」の影響で、近い将来それも難しくなるでしょう」

国が推し進める働き方改革は、長時間労働が常態化している医師も例外ではない。働き方改革関連法による残業時間の罰則付き上限規制は、二〇一九年四月から順次始まっている。医師は仕事の特殊性から五年間の猶予が認められているものの、二〇二四年度から適用される予定だ。

通常の医療機関の勤務医は、一般労働者の過労死レベルと同じ年九百六十時間。しかし驚くべきことに、救急などの地域医療を担う病院の勤務医は、二〇三五年度までの特例で年一千八百六十時間とした。これでは「医師だけは過労死レベルを超えてもいい」というメッセージに近いのではないか。

医師の過労死は珍しくない。二〇一六年には、新潟市民病院の三十代女性研修医が自殺した。救急患者の呼び出し勤務が激増している状況だったという。新潟労働基準監督署は過労が原因だったとして労災を認定し、これを契機に、新潟市は医師の勤務時間短縮を余儀なくされた。

「現場の医師からは、以前より二〇~三〇%、救急患者を受け入れられなくなったと聞いています。そうなると近隣の病院が対応せざるを得ない。すべての病院が働き方改革に合わせて医師の勤務時間を減らせば、救急車難民が出るでしょう」

現状のままでは現場は疲弊し、医療の安全を損なうことにもなりかねない。かといって医師の勤務時間を減らせば、人手が足りなくなり、救急車の行き先が少なくなる。そして、行き先のない救急車は、次の患者のもとに向かえなくなる。あなたが「次の患者」だったなら、救急車が来ないということだ。

医師の過重労働に甘えた制度

これまで見てきたのは、救急車による搬送を想定した事例が中心だった。だが、救急医療は何もそれだけではない。夜間休日を含む救急外来では、徒歩来院（ウォークイン）も可能だ。しかし、救急車のたらいまわし同様、ウォークインでも長時間待たされることが大きな問題になっている。

筆者には十三歳の娘がいるが、娘がまだ一歳を超えたばかりの二〇〇七年、熱がなかなか下がらない日が続いた。ほぼ毎日のように近所の小児科を受診し、医師に診察してもらうのだが「異常なし」の診断だった。

しかし四日ほど経った時、やはりおかしいと思い、東京都内の救急外来を受診した。その外来現場を見て仰天した。椅子は具合の悪そうな患者で埋め尽くされ、私たち親子が座る場所はなく、受付の女性からは「二時間待ち」と告げられたのだ。

その場で娘の熱を測ると、四十度近かった。

筆者が「娘はぐったりしている。いつ診てもらえるか」と尋ねても、「そう言われても……順番ですから」と受付の女性は困り果てたように言う。その時、娘はもはや私の呼びかけにも目を開けることがないほど衰弱していた。このまま死んでしまうのではないかと思うほど不安になり、青ざめた心境は、十二年経った今も色濃く記憶に残っている。

娘は「細気管支炎」という病を発症していた。九六〜九八％が正常値、九〇％を切ると呼吸不全といわれる「サチュレーション」（血液中の酸素量の目安）が八五％を切っていて、すぐに人工呼吸器が必要な状態だった。

結局、その病院ではベッドが満床だったため、救急車で別の病院に搬送され、集中治療室に入院となった。担当医には「脳に障害が起きるかもしれない」と言われたことを覚えている。幸いなことに、現在、娘は元気に中学校生活を送っているが、あの時、これほど重症の娘が即座に診てもらえないのなら、救急の意味がないと憤った。

近い将来、１１９番で救急車を呼んでもすぐに駆けつけてくれるとは限らない。救急車が来ても、行き先の病院が決まらず、ずっと路上で待たされるかもしれない。さらに、自分で救急外来を受診しても、このように待たされる可能性だってある。ほとんど八方ふさがりの状態だ。

堺市立総合医療センターの中田医師も、今後は「がんばらない医療」になると話す。

「これまでが異常だったのです。今後は働き方改革もあって、医師の数や労働時間は減っていくでしょう。そうなると単純に「結果」は減ります。医師以外でもできる業務をほかの人がやるという手段もありますが、それを割り振る相手である若年労働者さえ減っている状況です」

つまり、減った戦力でたくさんの相手（患者）と向き合うには、一人一人に対する力の出し方を下げるか、相手を選ぶしかないのだという。

「一人の患者さんに全力で百二十点の治療を目指すより、三人の患者さんに各々七十点でいいかとなるでしょう。投げやりではなく、そうするしかなくなる。そうでなければ、自分の病院に与えられた役割にあった患者さんだけを受け入れて、診療を回していくしかない」

中田医師の言葉は、現場の偽らざる本音だ。これまでの私たちは、医師の過重労働に頼っていたと言わざるをえない。医師に無理強《むりじ》いすることを止め、システム全体を見直す必要があるだろう。

医師は聖職者か労働者か

働き方改革をめぐっては、「医師としての成長」という側面でも懸念がある。

現在四十代以上の医師が若手の時代は「過酷」の一言に尽きる。四十時間連続勤務は当たり前、二年間無給で当直、一年間に三回しか休みがない――これらは、現場の医師が実際に話していたことだ。これまでの医療は、患者さんを治したい、医学を学びたい、という医師の情熱に頼ってきた面が大きい。

東京女子医科大学（東京都）の矢口有乃《ありの》医師は「私が医師になった頃は、上司に労働基準法とか関係ないからと言われました」と笑う。

「でも、それがかっこいいな、と。医者という職業は聖職の一つだと思ったんです。二十四時間三百六十五日、祝日も夜間も働くことを要求されている。だから働き方改革の話を聞いた時は「ああ、医者もついに普通の労働者になるんだな」と思いました。仕方のない流れかもしれません。でも、本当は聖職である、社会からいつも求められている、というプロ意識だけは若い医師にもっていてほしい。その意識があれば、「夜間や休日は働きたくない」という気持ちは出てこないはずです」

医師の働き方改革をめぐっては、一人で手術ができる独立した医師と、手取り足取り上級医から教えてもらわないとできない新米医師の時間が同じ扱いなのはどうか、という声もあった。

勤務時間が大幅に制限されれば、医師が一人前になるまでの時間、たとえば十年であっても、制限の有無でその密度は変わってくるだろう。これまでの救急医は一般勤務医の二倍の残業をしてきたという声が少なくない。すると、単純計算にすぎないが、十年で一万時間以上もの差が出てきてしまう。したがって、今後は若い医師の「学び方」に工夫をしなければ、医師の技術的な面で「医療の質」の低下につながる恐れがある。

八戸市立市民病院（青森県）院長の今《こん》明秀医師は、職種によって時間外のカウントを変えるべきだと主張する。

「事務職の人が夕方以降に会議に出たり、夜に書類を整理したりする作業は「時間外」です。ところが、外科医の部長が会議に出たり、書類の下調べをするのは「時間外」というのか疑問です」

つまり、外科医の「時間外」とは夜中の手術や、朝早くに出勤して術後の患者の容態を診る場合などというわけだ。

「同じ会議に出席している時に、片方は時間外がついて、もう片方がつかないのは変だということで、同一にするから不具合が起きるんですよ。外科医の会議は「おまけ」です。その証拠に、外科医は「いま手術中だから会議に出ない」と平気で言う。事務職は許されません」

湘南鎌倉総合病院（神奈川県）で救命救急センター長を務める山上《やまがみ》浩医師は、今医師を「自己犠牲をしてまで患者さんを救いたいと思う医師」と評する。だが、現在はそういう働き方をしてまで、救急の仕事をしたいという人は確実に減っているという。

「医師が九時五時で帰れると期待したら絶対ダメだし、奉仕の気持ちは必要です。一方、継続できるシステムも重要。医者の自殺率が高いのはよく知られています。ハードワークすぎずに継続できるシステムと、奉仕の気持ちを持つ医師をどう育てるか、日本の救急の課題だと思う」

4　国の対応は間違いだらけ

「適正利用」の落とし穴

さて、これまで述べてきたような状況に対して国は何をしているだろうか。

近年、国が「救急車の適正利用」を盛んに呼びかけていることをご存じだろうか。たとえば、国が推奨するサービスに「＃７１１９」という相談ダイヤルがある。

その概要はこうだ。救急車を呼ぶか、病院へ行くかどうか迷ったら、「＃７１１９」をコールしましょう。そうすると、医師や看護師、相談員が対応し、あなたの病気や怪我の症状を把握しようと努め、緊急性の度合いや救急車を要請したほうがいいかのアドバイス、医療機関の案内などをしてくれます——。

つまりは、地域の限られた救急車を「適正に」「有効に」利用しましょうという呼びかけである。内閣府が二〇一七年に実施した「救急に関する世論調査」では、七割以上の国民が「♯7119」を推進していくべきと回答しているという。現在、東京や神奈川、大阪、福岡などの都市部を中心に実施されており、人口カバー率は四〇％弱に留まるが、総務省消防庁では全国展開を推進している。

あるいは、全国版救急受診アプリ「Q助」（救急受診ガイド）なるものも存在する。急な病気やけがをした時、パソコンやスマートフォンからアクセスし、画面に表示される選択肢から該当する症状を選択していく。すると、「いますぐ救急車を呼びましょう」（赤）、「できるだけ早めに医療機関を受診しましょう」（黄）、「緊急ではありませんが医療機関を受診しましょう」（緑）、「引き続き、注意して様子をみてください」（白）といったように、緊急性をイメージした色とともに、緊急度に応じた対応が表示されるサービスだ。

こうしたサービスが強く推進されるのはなぜだろうか。総務省消防庁は、救急車による出動件数の増加を理由の一つに挙げている。また、今後も高齢化に伴い出動件数は増加する見込みで、現場到着までの所要時間が延伸傾向にあり、救命率に影響が生じる恐れがあることも理由に挙げる。

では、実際にその効果はいかほどだろうか。

東京都では「#7119」にコールすると、自動音声ガイダンスが流れ、東京消防庁救急相談センターにつながる。ここでは、日本救急医学会の監修により、東京都医師会が編集したプロトコール（手順）に基づいて、相談看護師が対応する。二〇一八年は救急相談約二十万件のうち、緊急度評価が赤カテゴリーで救急車が現場に向かったケースは、およそ三万件であったという。

数字でみれば、その差は十七万件。救急車出動台数の減少に大きく貢献していることは間違いない。しかし、それが医学的に正しい判断だったかどうか、という検証は甘いのではないか。実は重症だったという人もいるかもしれない。

軽症な顔をしていても……

そもそもすべての問題の根源は、救急車が必要かどうかを患者側に判断させる仕組みにあるのではないか。筆者がそのような疑問をぶつけてみると、何人もの医師が同調してくれた。

湘南鎌倉総合病院の山上医師は「患者が自分で救急だと思ったら、救急車を呼ぶべきだ」という理念を持つ。

「遠慮して救急車を呼ばずにタクシーで来る人もいますが、危ないと感じることがあります。胸が痛い、背中が痛いと訴える人のなかには、血管が裂ける大動脈解離を発症している人が時々います。体を動かすと血管はいっそう裂けやすく、突然死につながります」

救急車では、患者が横たわって運ばれるために比較的安静を保たれることに加え、モニターをつけて搬送させるので呼吸や心臓に異常があった時の対処が早い。さらに、救急隊から連絡を受けることで、受け入れ先の病院も準備を整えやすいという利点もある。

同病院救命救急センター顧問を務める大淵《おおふち》尚《ひさし》医師も、「判断を患者に任せること」に疑問を呈する。

「一般の人が、自分で軽症だ、重症だとどうして判断できるんでしょうか。軽症という顔をして、実は重症のケースなんていうのは山ほどあります。私が診た患者さんでも、大動脈解離や心筋梗塞などの命に危険が迫っている状態で、歩いて救急外来に来た人もいるんです」

大淵医師は、病院側が「軽症者は診ない」という姿勢では、隠れた重症者が手遅れになるとも心配する。

たとえば、あなたが夜間に急な腹痛を起こしたとしよう。夕食は同僚といっしょに珍しいタイ料理店に行き、そこで少々食べ過ぎてしまった。食あたりかもしれないし、単に食べ過ぎたのかもしれない。けれども、今まで経験したことのないような痛みがある。胸のあたりが重たく、腹がしぼられるように時々痛むのだ。救急車を呼ぶほどの強い痛みではないが、このままベッドで横になっていても眠れそうにない、痛みも増しているような気がする、といった具合だ。

こんな時、あなたならどうするだろうか。自分が軽症患者なのか、あるいは中症・重症患者なのか、判断できないに違いない。実際、医学的にも判断は難しい。患者自身が考えているように、食あたりや食べ過ぎの可能性もあるし、腹部の突発的な病気、あるいは心筋梗塞の可能性だってある。

患者側に判断を押しつける制度

自分で症状を話せない、幼い子供の場合はなおさらわからないだろう。幼子に高い熱がある。いつもよりぐったりしている。よく思い返すと、今日はほとんど水分をとれていない。このまま朝まで待っていて大丈夫だろうか――親のあなたは、夜になってますます不安が増していくはずだ。

あるいは、熱はないものの、やけに激しく泣く夜はどうだろう。どこか痛いのかどうか、子供は泣きじゃくっているばかりで、親には何もわからない。あなたは家族を起こして相談するはずだ。

「救急車の適正利用」の議論自体は必要だろう。しかし、電話やネットでの救急相談、つまり一般の人に緊急性があるかないかを判断させる形が、必ずしも望ましいとは思えない。

実は、筆者も二〇一九年五月に似たような事態に直面した。出張先で両耳の下が急にズキズキと痛みだし、緊急に病院を受診すべきかどうか悩んだ。そこでウェブの「救急受診ガイド」をのぞいてみると、「はじめに」に次のような言葉があった。

病院に行った方がいいのか、行くならば、救急車を呼んだ方がいいか、自分で病院やクリニックを受診した方がいいか、どれぐらい急いで受診した方がいいかなどについて判断することは、なかなかむずかしいものです。

まさしく、当時の筆者の状態である。しかし、最初の項目で、「（いつもどおり）ふつうにしゃべれていますか？　声は出せていますか？」という問いがあり、さっそく迷ってしまった。もちろん意識は鮮明なのだが、両耳の下が痛すぎてふつうにはしゃべれない。しかしここで「いいえ」と回答すると、「いますぐ救急車を呼びましょう」と出てしまう。

仕方なく「はい」と選択し、そのほかいくつかの確認事項に答えて、症状のページに進むと、また考え込んでしまった。腹痛や発熱、「呼吸が苦しい」などの症状はあっても、「両耳の下が痛い」といった項目が見当たらないのだ。体調が悪い時に、それ以上検索することができず、結局そこで中断してしまった。

このガイドには「ご自身の判断の一助になることを目的に編集・発行した」と書かれている。その言葉どおり、どの医療機関・診療科を受診すればいいのか、そもそも今すぐ病院を受診したほうがよいのか、救急車を呼ぶべきかどうか――現状これらは、すべて「患者側」が判断しなければならない仕組みなのだ。

「コンビニ受診」はほとんど存在しない

「安易に救急車を呼ばないでください」というのは正論だ。ただ、いざ自分や家族が当事者になると、その「安易」の定義が難しい。

熊本赤十字病院（熊本県）では、救命救急センターを受診するすべての救急患者（ウォークインを含む）に、どれぐらいの頻度で受診したかを過去三年にわたって調査した。同院救命救急センター長の奥本克己《かつき》医師が、その調査結果から解説してくれた。

「九割五分の患者は、年に一回〜三回の受診だったんです。ほとんどが一回。少なくともよく言われるような「コンビニ受診」とは言えないと思いました」

横浜市立みなと赤十字病院（神奈川県）副院長で、同救命救急センター長の武居哲洋《てつひろ》医師も「よく聞くと、軽症者にもそれなりに理由がある」と理解を示す。

「病院に来た時にはけろっとしていても、一瞬意識を失ったとか、普通の人にとっては驚くかもしれないなという理由があります」

現場の医師たちは、タクシー代わりに救急車を利用している患者は、ごく限られた人だけだと口を揃える。

「自分がつらい、救急車が必要だ、と思った時は、救急車を呼んでいいんです。それが結果的に軽症であっても」

全国の救命救急センターの医師から、その言葉を聞いた時、筆者はほっとした気持ちになった。先ほども述べたように、軽症の陰に「重症」が隠れていることも多いからだ。読者には、そのことを頭にとどめておいてほしい。

国が「救急車の適正利用を」と言う背景には、軽症者は救急車を呼んではいけない、という考えがある。言葉を換えれば、あらかじめ患者を選んでいるわけだ。

そうまでしなければ、救急医療が回らなくなってしまった原因は何だろうか。高齢化がますます進み、医師の働き方改革も推し進められる時代に、安心して救急車を呼べる社会はいかに実現可能か。

こうした疑問に向き合うためには、日本独自の救急医療体制について考えないわけにはいかない。次章では、その問題点を論じつつ、取材から見えてきた課題を紹介したい。

第2章　崩壊をどう食い止めるか

日本独自の救急医療体制とは何だろうか。それは、救急医療を担う病院を三段階にわけることにある。つまり、軽症患者に対応する「初期救急医療（一次救急）」、中等症・重症患者向けの「第二次救急医療（二次救急）」、重症患者を中心に受け入れる「第三次救急医療（三次救急）」に分類し、患者本人や救急隊の判断で、軽症だと思えば一次救急へ、重症なら二次や三次救急の病院を受診することが求められているのだ。しかし、そこに明確な分類基準はない。

筆者が日本全国の救命救急センターを取材してまわると、この体制を維持していくことが、救急医療の崩壊を加速させていくように思えてならなかった。医師の診察なしに患者の症状のみで分類できるわけがなく、どんなに受診人数を抑えても効率が悪くなる。さらに言えば、受診の抑制に働くほど病院の経営が厳しくなる。その結果、ますます人手（医師）が足りなくなるという悪循環だ。

患者側にとっても不幸になる。前章の最後に触れたように、軽症に見えたけれど実は重症で手遅れになったり、別の疾患が見落とされる可能性があるからだ。すべては、事前の「選別」に原因があるといっていいだろう。

現状制度のままでは、病院が救急部門を閉鎖し、救急医療そのものが崩壊していく可能性がある。それとも、新たな発想でシステムを再構築していくことができるか。筆者は救命救急センターの実態を目の当たりにし、日本の救急医療は過渡期にあると感じた。

本章では、日本の特異な救急医療体制と、「救急医」という仕事について解説する。取材を進めるほど、医療の「面倒な部分」を救急医療がカバーし、かつまったく整備が進んでいない厳しい現状、さまざまな課題が見えてきた。

1 日本独自の救急医療体制

一次・二次・三次という区分け

数年前、岡山県で痛ましい事故が起きた。仕事中の高齢男性が、膝から下を硬い板で挟まれ「開放骨折」を負ったのだ。開放骨折とは、骨折した際に皮膚《ひふ》が破れ、骨が外に露出した状態だ。患部から雑菌による感染症を引き起こしたり、他の部位の損傷が見られることもあるため、できるだけ速やかに医療処置をすることが望まれる。

さて、このケースは「重症」だろうか。

救急隊は、近隣の三次救急を担う救命救急センターに受け入れ要請をした。しかし「その状態なら二次病院でいいだろう」と断られたという。

二次でいい、とはどういうことか。

ここで国内の救急医療システムについて詳述しよう。

日本の救急医療においては、「救急告示病院（救急指定病院）」が重要な役割を担っている。救急指定病院とは「救急患者の診療に協力できる」という旨を都道府県に申し出た医療機関のうち、要件を満たし、かつ都道府県知事により認定された病院を指す。

その要件とは、消防法二条九項による一九六四年の「救急病院等を定める省令」に基づき、次の四つだ。

①救急医療について相当の知識及び経験を有する医師が常時診療に従事していること

②エックス線装置、心電計、輸血及び輸液のための設備その他救急医療を行うために必要な施設及び設備を有すること

③救急隊による傷病者の搬送に容易な場所に所在し、かつ、傷病者の搬入に適した構造設備を有すること

④救急医療を要する傷病者のための専用病床又は当該傷病者のために優先的に使用される病床を有すること

医療法上の医療計画に基づき、都道府県は救急医療の整備を行うことになっており、救急指定病院は前述の三段階——軽症患者に対応する「一次救急」、中等症・重症患者向けの「二次救急」、重症患者を中心に受け入れる「三次救急」に分けられている。順を追って説明しよう。

「一次救急」とは、入院や手術を伴わない、外来で対処しうる帰宅可能な軽症患者に対応する救急医療だ。各都道府県に数カ所ずつ配置されている「休日夜間急患センター」や「休日歯科診療所」のほか、地域の開業医が当番制で行っている。

「二次救急」とは、入院治療や手術を必要とする重症患者に対応する救急医療で、二十四時間体制がとられている。通常、入院や手術を必要として搬送されるのは、この二次指定救急病院だ。

「三次救急」とは、一次や二次救急では対応が不可能な重篤疾患や多発外傷に対する救急医療だ。救命救急センターや高度救命救急センターが三次にあたる。高度救命救急センターとは、救命救急センターの中でもとくに高度な診療機能を有するとして、厚生労働大臣が定める医療機関だ。

「二次でいい」で患者死亡

一次・二次・三次の救急医療体制は、軽症・中等症・重症が区別されたうえで病院に搬送されてくるので、受け入れる側にとっては無駄や混乱が生まれにくく、優れたシステムのように感じられる。

しかし、筆者が三次救急にあたる救命救急センターの医師らに尋ねると「一次・二次・三次という分類自体は必要だが、それはこちらが診察した結果言えることです」という声が大半を占めた。患者らが症状に合わせて病院を選択して受診するのは不可能だ、という声が少なくないのだ。

救急車による搬送の場合も、現状は救急隊だけに「患者の症状を見極め、病院を選定する」という責任を負わせているようなシステムだ。そのため救急隊からの電話で「一次・二次（軽症・中等症）にみえる患者が実は三次（重症）だった」というケースが発生する危険がある。

それならば、重症度がわからない時はとにかく三次救急の病院を受診すればいいかというと、それも難しい。先ほど挙げた岡山の事例のように、三次救急を掲げる病院は「重症患者である」と確定されなければ、引き受けてくれないケースが多々あるからだ。また、一次・二次指定の病院で、患者の状態を確実に診断できるかというと、それもハードルが高い。すると結果的に、患者の傷病を正確に診断し、選別する場所がないために「たらいまわし」や「重病の見落とし」が起きてしまう。

岡山県で開放骨折を負った男性患者は、血圧や脈、呼吸数などの体の状態を示す「バイタル」が当初は安定していた。地域や病院によって異なるものの、バイタルが安定していると、二次病院に回される可能性が高くなる。実際、その高齢男性を乗せた救急車は、いくつかの三次病院に断られたのち、近隣で二次病院の受け入れ先を探す。だが、なかなか見つからない。そのため、圏域を超えて倉敷中央病院（岡山県）へと向かった。

しかし、病院到着直前に心肺停止――。到着後、蘇生行為によって一旦は心拍が再開したものの、結果的には死亡してしまった。

同院救命救急センターで主任部長を務める池上徹則医師が、当時を振り返って、唇をかみしめる。

「足切断になったかもしれませんが、もっと早くに止血していたら、助かったケースかもしれません。バイタルが安定していると、つい言ってしまうんです、「二次でいい」と。だけど、どうして事故が起きたのかという受傷起点が大事です。受傷起点が大きければ、重症だと思って診《み》ないといけない。たとえば、車が横転したのなら重症の可能性が高い。打ち所がよければ結果的に軽症なこともあるけれど、医者は重症だと思って受けなくてはいけません。今回も重症だと思わなければいけなかった。患者を直接診ている救急隊員の意見に耳を傾けないとダメなんです」

関東でも、二〇一九年になってこんな事例があった。

六十代男性が自宅で飲酒した後に、居酒屋に出かけた。しかし店では飲食せず、ソファに座っており、だんだん呼びかけに反応しなくなったため、店員が119番に連絡。救急隊が駆けつけると、男性の意識は回復していた。

「家に帰りたい」と話す男性を説得して、救急隊は近くの救命救急センターの医師に患者の病状を相談した。すると、「それは重症ではないから二次病院でいい」と指示があったという。だが、近隣でその患者を引き受けてくれる二次病院がなかなか見つからない。結局は遠方まで運ぶことになったのだが、搬送中に男性は心肺停止状態になってしまった。

男性は収容先の病院で緊急手術となり、何とか一命を取り留めたものの、危ない状態であったことは間違いない。

ER型へシフトせよ

以上の事例はいずれも「二次でいい」、つまり重症ではないと医師が判断したにもかかわらず、実はどちらも重症で、三次病院で治療を受ける必要性があったものだ。つまり、救急隊の情報だけで「受け入れ先の病院を選定する」ことには限界があると言える。

このように、一次・二次・三次と区別する日本独自のシステムには、少なからぬ問題点がある。では、世界に目を向けてみるとどうだろうか。

世界全般における救急医療システムは、軽症から重症まで、すべての救急患者診療を「救急科専門医」が診療するのが主流である。これをER型という。赤ちゃんから高齢者まで、単なる風邪から心肺停止まで、そして内科から外科、眼科、耳鼻科、小児科、精神科まで、二十四時間三百六十五日、ERではありとあらゆる患者を診る。

ERとはEmergency Roomの略称で、日本語では「救命救急処置室」や「救急外来」などと訳される。北米のERで行われている救急システムを参考に広まったため、「ER

型」と名付けられた。筆者は日本もこの方式に習うべきだと考えている。

ＥＲで働くドクター、すなわち救急科専門医は、すべての科の基本的知識と初期診療に対応する技術を持ち、必要があれば「各科にふり分ける」存在だ。

初期診療とは、最終的に専門治療が必要かどうかの判断を行い、必要と判断された場合には速やかに専門医に渡し、そうでない場合は救急部門の中で診療を完結させることだ。国内において、仮に救急科専門医が初期診療を請け負えば、各科専門医に引き継ぐことなく解決できるケースが大半を占めるとみられている。

一方で、一次救急や二次救急を中心として、国内で最も多い救急システムは「各科相乗り型」と呼ばれるスタイルだ。多くの場合はそこに救急科専門医がいないため、各科の救急担当が当番制で救急患者に対応することになる。

こうした体制の病院では、救急隊が病院に救急患者の受け入れ要請をする際も、患者がウオークインで直接救急を受診する際も、病院の担当者が「何科を受診しますか」と確認する場合が多い。たとえば、おなかが痛かったら消化器内科、呼吸が苦しかったら呼吸器内科というように、患者側が「かかる科」を決めてから病院を受診する。

だが、そこには「落とし穴」がある。もちろん、その病の専門家集団だからこそ、早期発見が可能で、難しい治療もこなすことができるという面はあるだろう。しかし、一般人に軽症と重症の見分けがつかないのと同様に、医学的には別の科になると「重大疾患」が見落とされてしまう可能性があるからだ。

東京医科歯科大学救命救急センター長の大友医師が、具体例をまじえながら説明してくれた。

「先に診療科を指定するということは、担当する医師が専門外の救急患者を診療するリスクが潜んでいます。たとえば、「上腹部痛の訴え→消化器内科を受診、実は急性心筋梗塞《こうそく》」というパターンや「めまい→耳鼻咽喉《いんこう》科を受診、実は小脳出血」、「腰痛→整形外科、実は急性大動脈解離」など、主な症状から想定される病気でないことも多々あります」

知られざる「見逃し」のリスク

実際にあった事例を紹介しよう。

五十代男性が「腰が痛い」と、整形外科を受診した。医師はMRIによって画像診断を行ったが異常はない。男性があまりに痛みを強く訴えるため、整形外科医は患者に一泊の検査入院をさせる決断をした。しかし、入院中も男性は痛みを訴え続ける。不安にかられた整形外科医は他院へ相談。救命救急センターを備える総合病院が受諾して、救急車でその病院に搬送されることになった。

だが救命救急センターに到着直後、男性は診断を始める前に死亡。大動脈瘤破裂だった。体で最も太い血管である大動脈にこぶ（動脈瘤）ができ、それが自然に大きくなって突然破裂したと推測された。死亡後、大動脈瘤が破裂して一旦は出血が止まっていたが、時間が経過して再破裂したことがわかったという。早い段階で病気の診断が下されても、命が助かったかどうかはわからないが、一度出血が止まった段階で正しい診断が下され、最善の治療がなされなかったことが悔やまれる。

これとは反対に、些細《ささい》な症状を見落とさず、命が助かった例もある。

五十代男性が、会社の飲み会で飲みすぎた。翌日、朝食を食べ始めた頃から胸のあたりに重苦しい感じがあった。休んでいたが、冷や汗が出るくらい胸に痛みが出てきたので、救急外来を受診した。

「お腹が重苦しくて気持ちが悪いんです」

男性は救急医に言い、昨夜飲みすぎたことを付け加えた。実際、診察室にはお酒の匂いが漂ったという。簡単な診察で大きな問題はないと感じられたが、救急医は男性患者の冷や汗が気になり、念のため血液検査と腹部CT検査を指示した。その後、CT撮影中に男性は意識を無くしたという。急性心筋梗塞だった。幸い、病院内にいたことで医療関係者によるすばやい処置が施され、男性は意識を回復し、一命をとりとめた。

後にこの救急医は、心電図の検査から行わなかったことを反省したそうだ。しかし飲酒や「気持ち悪い」という症状から、消化器の不調だと判断し、男性を帰宅させていたら、道端で倒れて命が助からなかった可能性がある。

二つの事例の大きな違いは、救急科専門医がいたかどうかである。つまりは「ER型」と「各科相乗り型」の差でもある。

前述したように、大半のER型では救急科専門医が常勤し、より専門的な医療が必要と判断された場合は各科の専門医につなぎ、そうでない場合は救急医療で診療を完結する。こうした業務の特性上、救急科専門医はすべての科の基本知識と技術を有している。

そのため、病気を見逃すリスクは低い。救急医療では、幅広い年齢層の患者が、ありとあらゆる症状を訴えてやってくるので、そこでもまれた救急科専門医は基本的に守備範囲が広いのだ。

2 「救急科専門医」という職業

医師になるまでの道のり

ところで、ここまで「救急科専門医」という書き方をしてきたが、それがどんな資格を指すかはほとんど知られていない。

救急科専門医はほぼ全員が「先生、何科（所属）ですか？」と患者から聞かれた経験を持つという。医師が「救急科です」と答えると、さらに「救急の何科ですか？」と聞かれる、という笑い話もあるほどだ。これだけ私たちに密接な領域なのに「救急科」という科があること、そして救急科にも、内科や外科などと同じように専門医制度があることは、おそろしく認知度が低い。

では、救急科専門医は普通の医師とどう異なるのだろうか。研修医が一人前の医師、そして救急科専門医になる過程を追ってみよう。

大学の医学部に入学し、ストレートに進級すると、六年で卒業することができる。ただし医学部は他の学部と異なり、単位取得だけでは卒業できない。卒業論文の代わりのような位置づけで卒業試験が課せられており、これに合格しないと、医師国家試験を受験することができないのだ。したがって、各大学の医学部卒業試験に合格し、さらに医師国家試験に合格すると、晴れて医師免許を取得できるわけだ。

医師免許を取得すると医療行為を行うことができるが、すぐに臨床行為を行うことはできない。大学病院や厚生労働大臣の指定する病院で、二年間、初期臨床研修を受けることが法律で義務づけられている。この間は「研修医」と呼ばれ、指導医のもとで診療にあたる。初期臨床研修の目的は、専門分野に偏らず、総合的な診療能力を身につけることだ。内科や外科などを短期間に「広く浅く」勉強することになる。

二年間の初期臨床研修を終えると、保険医登録を行うことが認められている。ここで初めて、臨床行為を行うことや開業が可能になるのだ。

ただし最近では、初期臨床研修を終えた後、後期臨床研修を受けることが一般的になっている。医師がある科の「専門医」と認定されるためには、三~五年の研修プログラムを修了したうえで、試験に合格しなければならない。

関根一朗医師（湘南鎌倉総合病院）は、初期臨床研修の時点では「小児科」が希望で、実際の研修過程でも小児科の楽しさを再確認したが、外科処置も意外と興味をもてることや、「なんでも診る」救急医の魅力を知った。そこで、後期臨床研修では救急科専門医プログラムに進んだという。

以上のように、初期臨床研修では幅広く学んで自分が進みたい方向性を決め、後期臨床研修ではその科で指導を受けるという流れになる。

初期研修を終えて専門の診療科に進んだ医師を「後期研修医」と呼び、最近では専門医プログラムを実践中の医師を「専攻医」ともいう。となると、医師が本当の一人前として歩き出すには、医学部卒業で二十四歳、初期臨床研修を終えて二十六歳、専攻医プログラムを終了して三十歳、ということになる。とはいえ病院側からすれば、すでに基礎を学んだ三〜五年目の医師、後期研修医や専攻医を「戦力」として捉えることも多い。

「救急」を専門にするということ

では、専門医とは何だろうか。簡単に言ってしまえば、各科の専門領域について深く学んでいるスペシャリストの医師だ。専門医と名乗らない医師でも、専門医以上に豊富な知識と技術を持つ医師もいるが、私たち一般市民に対してはわかりやすい看板となる。

総合内科専門医や外科専門医、そのほか眼科、皮膚科、小児科、整形外科、泌尿器科、耳鼻咽喉科、脳神経外科などの各科に、専門医がいることはご存じだろう。実は、それと同じように救急科専門医もいるのだ。

わかりやすく整理すると、次のようになる。

「救急医療に携わる」という観点で言えば、他の科の医師も診療することができる。当直で救急担当になった場合などがそうだ。だが、救急専門医はそれとは一線を画し、他の科と同様に「救急」という部門を専門的に学んだ医師である。したがって、救急科を専門とする医師は「私は○○科ですから、これしか診られません」とは言わない。救急医は「なんでも診る」のが基本なのだ。

以下、本書では救急医＝救急科の専門医として、それ以外の医師とは書き分けることとする。

専門医を名乗るには、かつては各学会が運用する認定プログラムを修了することで専門医の資格を取得する流れだった。現在ではそれぞれの学会で独自運用されていた認定プログラムを中立的な第三者機関「日本専門医機構」が運用している。専門医資格の認定基準の統一を図り、「専門医の質を高め、国民にわかりやすい」制度にするためという。救急科も総合内科や外科などと同様に、この「基本領域専門医」十九領域の一つだ。

ちなみに、この基本領域からさらに専門性を極めることもできる。たとえば基本領域専門医の一つ「小児科専門医」を取得すると、ステップアップとしてサブスペシャリティ領域専門医二十九の一つ、「小児外科」の専門医を取得することができる。基本領域で外科を取得すれば、消化器外科、呼吸器外科などと特化していくこともできる。

「なんでも診る」ことのジレンマ

これだけ専門性が特化していくなかで、なんでも診る「救急科」は異色だ。そして、研修医からの人気は非常に低い。救急医療を担う医師は圧倒的に足りない。

「医師の数」が足りないというよりは、地域や科によって不足する「偏在」が起きている。厚生労働省の「医師・歯科医師・薬剤師調査」（二〇一六年）をみると、ハードといわれる外科医でも五十歳以上の割合が年々増えている。それだけ若手の医師の志望者が少ないのだ。救急医も外科治療を多く含むため、今後同様の流れになっていくだろう。

医学生や研修医向けの情報サイトを覗くと、病院選択理由の上位には「働きやすさ」があり、医師が「生活の質」を重視しているのがわかる。

「一人前の医師としての寿命が短いんですよね」

ある研修医がつぶやく。

「外科は一人前になるまでの時間も長いし、年をとると目が見えづらくなったり、立ちっぱなしの長時間手術がつらくなる。ハードなわりには報われない科だと思います」

従事する診療科別にみると、内科医師数がおよそ六万人、外科が一万四千人に対し、救急科は三千二百人。現場を取材していると、研修医がジレンマを抱えているのがわかる。

「救急科はどんな病気でも知識があるというのは魅力です。けれどもその裏表の関係で、どうしてもそれぞれの「深み」が薄くなる。肺の病気も心臓の病気も多少はわかるけど、専門医ほどはわからない。どの臓器に関してもそうです」

第1章で、広島市立広島市民病院の西岡医師が「大抵の医師はスペシャリティを磨きたい」と語ったことを紹介した。この言葉にも表れているように、救急医は幅広い疾患に対応できる強みがある反面、他の科のような「自分はこれができる」という医師としてのアイデンティティが保ちにくいのかもしれない。

加えて、救急となれば二十四時間体制が基本だ。若い医師たちは、五十歳や六十歳になっても当直を続けることができるのか、という不安を覚えるようだった。結局のところ、若い医師にとって救急という科に「お得感がない」のが問題なのだ。

第1章でも触れたように、これまで医師という職業は、情熱で支えられてきた面がある。働き方改革が進められ、プライベートも大切にする現代では、当直があるうえに存在感も薄い救急科は避けられがちだ。それでも「救急で働きたい」と思わせる何かが必要ではないか。

現在のように、救急科と皮膚科や眼科などとで待遇が同じ状態では、「各科偏在」が助長されていくばかりだろう。それは、最終的に「医療の質の低下」という形で、私たちに跳ね返ってくることは間違いない。

3 国が向き合うべき三つの課題

提言1 入り口を集約化せよ

数々の救急医療現場を走り回った筆者は、国が早急に整備しなければいけない点は、大きく三つにまとめられると感じている。順を追って説明しよう。

第一に、「入り口の集約化」だ。

現在のように、各病院の明確な役割分担ができていない状況は、都市部ほど現場を混乱させている。

八戸市立市民病院院長の今医師は、病院数の多い都心部の救急医療は「不幸な仕組み」であるという。

「一次・二次・三次と各病院や、消化器内科、形成外科などの各診療科の境界線がはっきりしていて、医療者がそれを超えることが難しくなっている。どんな症状でも行ける病院がある、というのがいい仕組みだと思います」

今医師は、軽症重症を問わず目の前の救急患者をすべて受け入れるＥＲ型を八戸市に確立したことで知られる人物だ。

鹿児島県立大島病院（鹿児島県）救命救急センター長の原純医師も「本来、入り口は一本化したほうがいい」と語る。

同院については後ほど詳しく紹介するが、人口約六万人の奄美大島の市街地に位置し、都心部の病院とはまるで違う環境だ。原医師は東京都出身。この島の救急医療のいいところは、たらいまわしがない点だという。

「救急隊員には、一〇〇％ここで救急車を受けるので、患者さんの搬送中に依頼の電話をしてきてくださいと言うんです。普通ならば受け入れ先を決めてからでないと救急車は出発できませんが、ここですべて受けるので、出発後の連絡でOKです、と」

入り口が複数あり、そのうえ一次・二次・三次という区分けがあるから、さまざまな問題が生じているのではないか。医療資源が限られるために、かえってシンプルな仕組みになっている地方の実態を聞くと、そう思えてならない。

国民にわかりづらい仕組み

とくに都市部の夜間診療については、同じ市町村内に何件も救急の窓口があることに疑問を感じる。医師や看護師にとっては、「無駄な当直」が行われている可能性もあるからだ。

東京女子医科大学の矢口医師も、同じ地域に救命救急センターが複数あることに疑問を呈する。実際、東京女子医科大学の付近には、東京医科大学や国立国際医療センターの救命救急センターが存在する。

「地方だと「この病院しかない」という感じで、集約化が進んでいて、行く病院に迷うことがありません。しかし都心では、どの病院が空いていて、どこなら現在の自分の症状を診てもらえるのか、国民の目線でわかる仕組みにはなっていません。同レベルの病院が同地域にあればなおさらです」

たとえば、日中に虫歯の治療や抜歯をして、夜になって発熱や痛みを訴える患者がいたとしよう。適切な診療科は、ひとまず口腔外科だ。だが、夜間の病院で歯科医が診察してくれるケースはめったにない。となると、すべての科で当直医がスタンバイしている大学病院に連絡がいきやすい。実際、そういった症状を訴える患者が大学病院の救命救急センターを夜間に受診することは多いという。

大学病院で夜間の救急患者をすべて受け入れる、つまり一本化するならば、それも一案になるだろう。その場合、国民にわかりやすくそのメリットを説明し、その分の人員を増やしたり、予算をつけるなどの策が必要になる。

取材を重ねた筆者が考えたアイデアは、月ごとに夜間の救急外来を当番制にして、それをしっかり広報するというものだ。たとえば、八月の新宿区の夜間診療は東京女子医科大学、九月は国立国際医療センターなどと決めてしまうのだ。これならば、現状のままで窓口を一本化できるし、医師と患者の双方に負担がなく、メリットのある話ではないかと考えている。

もしくは、東京都なら二十三区のそれぞれにER型を三つずつ決め、そこで初期治療を行い、その後の入院を各病院の当番制にするのはどうだろうか。

提言2 「コンビニ受診」を可能にせよ

二点目の課題を説明しよう。

それは、救急外来とは別に「夜間診療所」を設立することだ。仕事などでどうしても日中に病院を受診できない人が、夜の救急外来に押し寄せているのが現状だが、なぜその患者たちの受診を抑制する方向ばかりに進めるのだろうか。

忙しい現代社会では、さまざまな業態で顧客のニーズに合わせ、仕事のやり方を変えている。しかし、医療だけは今なお「病院を開けている時間に来い」という姿勢だ。多くの病院が休診となる土日にも仕事をしている人はいる。そうした人たちが、ちょっとした体調不良や怪我などで仕事後に受診したい場合もあるだろう。あるいは、夜や土日でないと普段の生活習慣病の薬を受け取ることができない人もいる。

すでに述べたように、救急車の相談ダイヤルをはじめとして、国は救急医療の受診件数そのものを減らす方向の対策を打ち出している。その背景には、すぐに病院にかかる「コンビニ受診」を問題視する向きがある。

しかし筆者は、むしろコンビニ受診できる診療所を作らなければいけない、と感じている。鹿児島県立大島病院の原医師も次のように言う。

「患者にとって利便性の高い診療所がない状態で、救急の受診を考えてくださいよ、というのは話が違うのではないか。医療者側が患者さんのニーズにあったサービスを提供していないと感じる」

医療を提供する側は「緊急度」を見極めようとするが、患者側は「とにかくつらい症状を何とかしたい」から救急外来を受診する。しかし救急では、「重症」で「緊急度が高く」なければ、すぐに診てもらえないし、時には診察さえ受けられない。医療を提供する側と、受ける側のニーズがマッチしていないのだ。

「夜間でも定期的に受診できる、コンビニ受診できる診療所を一定数作ったらいい。そのうえでもなお救急外来に患者が集中したり、不用意な119番コールが増えるなら、その時にまた策を考えればいいのです。必要なものが何もない状態で、患者にばかり要求するのは申し訳ないと思います」

夜間診療がしにくい国

そう、現状では夜間受診となると、緊急性がなくても軽症でも、とにかく救急外来がすべてを担うしかないのだ。そのうえ、それに伴う「コスト増」対策は各病院に任せられている。東京女子医科大学の救命救急センターの受付でこんな貼り紙を目にした。

〈救急外来における選定療養費の徴収について〉

当院は二次救急医療機関および三次救命救急センターとして重篤な緊急を要する患者さんへの質の高い医療を二四時間提供しております。しかし、夜間・休日の救急外来は緊急性の低い患者さんの受診により、本来の責務である「一刻を争う急病の方」「重症で入院を必要とする方」への迅速な診療に支障をきたしております。このような状況を改善するため、緊急性を要しない患者さんの時間外受診につきましては、時間外選定療養費を徴収させていただきます。

金額は八千六百四十円となっている。ただし、救急外来の受診後、そのまま入院となった場合など、いくつかの「徴収対象外」が記されている。つまり、結果的に重症であればお金はかかりません、というわけだ。

同病院の矢口医師が、言葉を選びながら説明する。

「私は、本当の先進国とは社会保障が充実しているところだと思うんです。いつでも誰でも病院へアクセスできて、介護を必要としたり病気にかかったりしても、不安がないのが理想です。でも、今の日本の仕組みでそれはできません。病院が経営的にも成り立つ状態にしないと、病院はつぶれて撤退し、医者もいなくなります。結局は、患者さんに迷惑をかけてしまうことになります」

夜間に選定療養費を徴収するのはなぜだろうか。その理由を筆者が複数の病院に尋ねると、「日中との差」や「受診抑制」という回答が寄せられた。

東京女子医科大学病院を含む大学病院では、日中の受診では「紹介状」がないと別途費用がかかるのが一般的だ。以前は、夜間の救急外来でもとくに別途徴収をしなかったそうだが、そのままでは「夜にかかったほうがお得」になってしまう。人手が少ない夜間に患者が集中すれば、病院側が訴える通り、重症な患者の治療に時間を割けなくなる。また、当直医には時間外手当ても必要で、増員すれば病院の経営的にも負担になるだろう。

先ほども述べたように、夜間診療に別途費用を徴収するかどうかは、その金額も含め、すべて各病院に任されている。「どの患者から徴収するか」という基準も、病院、あるいは診察する医師によってまちまちだ。

「国がきちんと制度化してほしい」

矢口医師が肩を落とした。

救急医療は「救急車の適正利用」「軽症者は受診するな」という受診抑制が広報されるだけで、必要なことはまったく制度化されていない——それが、取材に基づく実感だ。緊急事態だけでなく、よくわからない病態、ややこしい患者も、とりあえず救急医療を担う病院に投げられている。

とくに、夜間の人手不足で疲弊している病院は少なくない。国には、夜間診療所の増設も含めた対策に早急に取り組んでほしい。

提言3　転院搬送を制度化せよ

三点目の課題としては、日中の「転院搬送」の仕組みを確立することが挙げられる。この体制が危ういために、たらいまわしが無くならず、場合によっては病状の「手遅れ」を招いているからだ。

転院搬送とは、病院から病院へ患者を搬送することを指し、その際にも救急車が使われる。転院搬送には二つのパターンがあり、今すぐ高度な治療を必要とする、二次病院から三次病院への搬送を「のぼり搬送」という。その反対に、緊急治療の必要性が薄い患者が別の病院へ搬送されることを通称「くだり搬送」という。

本来、くだり搬送には公共の救急車を使うべきではない。消防庁統計によると、全国で救急車による転院搬送は五十三万四千件で、救急車の出動件数の八・四%を占める（二〇一七年）。できる限り、各病院が自前の救急車などで搬送する努力が求められるのではないか。

というのも、転院搬送は時間的ロスが生じるだけでなく、救急車の長時間占拠にもつながる恐れがあるからだ。転院搬送で救急車が占拠されれば、一刻も早く駆けつけなければいけない患者への対応が遅くなり、救えるはずの命が救えない事態につながっていく。

国は、患者側の救急車の適正利用ばかりを呼びかけるのではなく、医療機関による転院搬送の制度化や、適正利用の呼びかけにも力を入れるべきではないか。

転院搬送時のたらいまわしも問題だ。

たとえば、一次や二次の病院で「うちでは診れない重症患者だ」となった時、三次病院に搬送する必要がある。一度は受け入れた救急患者を自分の病院で治療できなくても、次にどこかが引き受けてくれることが確実ならばよい。しかし、受け入れ先を探す労力や、託そうとした病院から断られて患者が危険な状態に陥ることを考えると、最初から受けないほうがいい、となってしまう。

転院搬送を極力少なくするため、実施するにしても効率的に行うためには、二次病院をバックアップする近隣の三次病院が定められているといいだろう。

たとえば広島市は、二〇一一年より「たらいまわし」を防ぎ、緊急の救急患者を一分でも早く助ける目的で「救急コントロール機能」を立ち上げた。おおむね三病院に断られた救急搬送を「受け入れ困難事例」とし、一旦は広島市民病院で初期治療を行い、病状が安定した時点で他の適切な医療機関に転院することにしたのだ。

このような体制を設けている自治体は少なくないが、ここで「受け入れ困難事例」の搬送先に指定された病院がパンクしているケースがある。それでは意味がない。

救急医療の崩壊を防ぐためには、受け入れ困難事例の搬送先である病院や、多くの救急患者を受け入れている救急病院にこそ、それを持続できるだけの体制整備が必要だ。それは各病院任せにするのではなく、国が主導して進めるべきではないか。

4　超高齢化社会と救急医療

高齢者に「救急車に乗るな」と言えるか

あらためて強調するまでもなく、日本は高齢化の一途を辿っている。それに伴って、高齢者の救急患者が増えているのは言うまでもない。さらには、家族の「介護疲れ」が背景にある高齢者の問題も、救急医療の現場に負担がのしかかっているのが日本の現状だ。

こうした状況のなか、高齢者はどうすれば救急の現場を混乱させず、適切なタイミングで必要な医療を受けられるだろうか。

高齢者の立場からすると、体調が悪い時に自分一人で病院に向かうことは難しい。かといって、ほかに手伝ってくれる人もいない。そんな時に、救急車を呼ぶ以外の方法で、どうやって病院に向かったらいいのかわからないだろう。先ほど、夜間にどこの病院を受診したらいいかわからないと述べたが、それと同じことが高齢者にも言える。

米国では、救急救命士の資格を持つ者が現場に行き、傷病者の状態を見たうえで、救急車が必要か、介護タクシーを使うかの判別を行っている。しかし、日本国内ではやはり患者任せになったままである。

救急車以外の手段としては、民間救急車や介護タクシーなどが考えられるだろう。通常のタクシーとの違いは、民間救急車の場合、患者が寝たままの状態で、点滴や酸素吸入を受けたまま乗車できる点だ。つまり、救急車でストレッチャーによって運ばれるのと同様の形での移動が可能で、救急車を呼ぶほど緊急ではないケース、自分が希望の病院へ転院したい時に使える。介護タクシーは乗用車タイプだが、車椅子のまま乗ることができるメリットがある。

緊急性がない病院への受診なら、救急車を占拠しないという点で、これらの方法を使うのが望ましいだろう。しかし、どちらも有料で、通常のタクシーよりは割高だ。

仮にあなたの両親が遠方に住んでいるとして、電話で「具合が悪いので病院にかかりたい」と言われたらどうだろう。無料の救急車ではなく、有料の民間救急車や介護タクシーを勧めることができるだろうか。

あるいは、一人暮らしの高齢者のもとをケアマネージャーが訪ね、具合が悪そうだったらどうするだろうか。ケアマネージャーとしては、救急車を呼ぶしかないだろう。

救急車有料化の罠

「もちろん「救急車は重症な時に使ってください」と言いますが、同じ青森県内でも田子町の人に「よく考えてください」なんて言えません。うちの病院までタクシーで来たら一万円はかかるんですよ」

八戸市立市民病院の今医師が早口でまくしたてる。

「一方、八戸市内ならタクシーで八百円程度ですから。でもね、地方で「救急車の適正利用」なんて言うなら、救急車の台数を増やすとか、救急車に準ずるような搬送車を作ってほしい。私は、患者さん自身が必要だと思ったなら、救急車を使っていいと思っていますよ」

救急車の適正利用をめぐっては、有料化案もたびたび議論される。しかし、筆者はこれには反対だ。海外では一回の搬送につき数万円が徴収されるが、無料であることが日本の優れている点だと思う。

仮に救急車が一回数千円から一万円の有料になったとしたら、あなたは119番にコールするか迷うに違いない。救急車の有料化は、突き詰めれば「受診抑制」につながる。そこで切り落とされる命が、必ず出てくるだろう。それならば、むしろ介護タクシーに国が補助金などを出し、少しでも国民の支払いを抑える方向に誘導したほうがよい。

どんな患者なら救急車を利用できて、どういう場合には利用できないのか。そして「利用できない患者」を作る場合は、代替手段やそれにまつわる補助をどう整備するか。国はこれらを考える必要があるだろう。これは繰り返しになるが、制度が整っていないままに「適正利用」ばかりを叫ぶのは違和感がある。

ちなみに、お金をかけたくないし、救急車は申し訳ないという気持ちから、自家用車を運転するのは事故の面から避けたほうがいい。近年、運転中に大動脈解離を発症して死亡したケースなど、運転手が意識不明となって他者を巻き込むような自動車事故が後を絶たない。大事故を防ぐためにも、少しでも体調不良を感じたら運転を控えたい。

ベッドが高齢者で埋まっている

高齢者が救急医療を受診する際の「手段」とともに、救急医療から入院した場合、退院するまでの「出口」問題も整備されていない。

身内で一人暮らしの高齢者がいて、何らかの原因で入院する状態になり、病院から「そろそろ退院してほしい」と言われて困った、というケースを聞かないだろうか。これから大きな問題となりうるのは、高齢者がベッドを占拠してしまうために、病院側に重症の救急患者を受け入れる余地がなくなってしまうことだ。

人口の多い地域、とくに関東圏内では、ベッド数問題に悩まされている。関東では人口十万人あたりの病床数が全国平均の千二百二十九床よりも少なく、神奈川で八百八床、東京で九百四十二床、千葉で九百四十四床、埼玉で八百五十二床となっている(厚生労働省「医療施設調査」二〇一六年)。全国で最もベッドが少ない神奈川県の保健医療計画によると、二〇二五年には急激な高齢化によって、必要病床数が約一万一千床不足すると推計され、「必要病床数」と「既存病床数」の乖離《かいり》が大きい横浜や川崎北部、横須賀などから病床の見直し、つまりは増床を含めて検討している。

「ベッドが満床の時は、救急患者を受け入れられません」

熊本赤十字病院救命救急センター長の奥本医師が言う。病院が位置する熊本市の人口はおよそ七十万人、市内に救命救急センターは同院を含めて三つある。

「時には熊本市外からも患者が搬送されますから、三病院ともにべらぼうに患者さんが多いです。当院でも救急搬送の要請には一〇〇%応えたいけれども、重症患者の場合、ベッドに空きがなくて応じられないということが少なくありません」

この地域では、三つの救命救急センターのいずれかが患者を受け、それ以上はたらいまわしをさせないという暗黙のルールがあるという。

「救急隊から「あそこ（三つのうちの一つ）に依頼しましたがダメでした」と言われたら、こちらがとるしかないという気持ちでやっています。逆のパターンもあるでしょう。当院で断られたと聞いたら、残り二つで受けてくれます。ただ、インフルエンザが流行する冬場は苦労するんです。三つの救命救急センターがどこもベッドがいっぱいで……」

しかも大病院志向の患者は、二次病院へ転院の話を出されると「格下げ」と感じるようで、なかには「退院までここにいたい」とごねる患者が少なくない。

「一病院で完結するということよりも、「地域のベッド」だから、次に移るという理解を患者さんにしてもらえたら……」

病院によっては、救急専用のベッドを備えていないところもある。たとえば、広島市立市民病院では七百四十三のベッドはすべて各科に振り分けられている。やはり高齢者が多く、院内のベッドは常に満床状態だ。救急科は初療に特化しているため、入院が必要な場合は各科に問い合わせることになるが、調整が難しいことが多いという。

「救急」と「介護」の地続き状態

その一方で、ベッドが比較的余る地域もある。簡単にいってしまえば、人口あたりの入院ベッド数が多いのだ。たとえば、高知は人口十万人あたり二千五百三十床、鹿児島は二千八十三床と、全国平均の二倍も備える。

ある救急医がため息をつく。

「入院の適応でない患者が、日本ではたくさん入院していると思います。救急医療のベッドは急性期の治療のためのものですが、それ以外の、たとえば家族が「高齢者の一人暮らしが心配だから」という理由で入院を申し出るケースもあるんです。「ホテルじゃありませんから」と言うのですが」

筆者も取材中にそのような事態を目にした。高齢者の親を連れた娘が、夜間に救急外来を訪れた。食欲がなく、しっかり歩けないので、脳梗塞ではないか詳しく検査してほしいと訴える。熱はあったものの、ひととおりの検査で「異常なし」。帰宅させようとする医師に患者の娘が「先生、入院は……」という言葉が出たのだった。

「地方で人口あたりのベッド病床数が多いところは、一人あたりの年間の医療費も高い傾向にあります。入院していれば、当然お金がかかりますからね。かといって民間の病院がベッドを削減すれば、赤字になってしまいます。ですから、公の病院がベッドを削り、病院の規模を小さくするべきだと思います」

厚生労働省は、二〇二五年を目処に「地域包括ケアシステム」の構築を打ち出している。重度な要介護状態になっても、住み慣れた地域で最後まで暮らすことができるよう、「住まい・医療・介護・予防・生活支援」を一体的に提供しようという主旨だ。

しかし、具体的な方策については、各自治体が「地域の特性に応じて作り上げることが必要」と述べるにとどまり、実現への過程が見えてこない。言い換えると、病院から早く患者を出せということになるが、病院側、そして家族としては、出すに出せない状況である。

東京女子医科大学の矢口医師が指摘する。

「独居が増えていますから、正直厳しいと感じています。また、救急での治療を終えて地域に直接戻せたとして、そこでもし具合が悪くなったら、また急性期の治療に戻すしかないですよね。その繰り返しが起きる可能性がある。しかも、大抵は救急車によって救急医療に運びこまれてくるでしょう」

このように「救急（医療）」と「介護」はひと続きになっているのだ。どこまでが医療で、どこからが介護になるのだろうか。

一般的に、高齢者は一度倒れると、そのあと元の一人暮らしの生活に戻れる可能性は少ないという。

「高齢者は重症化しやすいですし、回復にも時間がかかるので、病院に長期滞在になりがちです。また、その患者さんたちは、なかなかすっと退院とはなりません。それは仕方ないことなんです。高齢者なんですから」

たとえば、ある病院が人工呼吸器や常時モニターの管理が必要という重症な救急患者の治療を終えたとしよう。だが、食事も自分一人ではできないし、リハビリもしていく必要がある。そんな時に、患者にあった療養型の病院確保をどうするか。実は、これも各救急に任されている。

「大学病院は急性期の治療が終わった患者を抱えてはいけない、と国は言います。それはわかりますし、私たちも急性期の治療を終えた患者さんを出さなければ、次の救急患者を受け入れられません。でも「救急患者さんを受け入れること」と「次の行き先を探すこと」の両方を救急医や救急医療機関がやらないといけないんですか、と思います」

救急医が転院先の病院を探す事務作業に時間をとられれば、本来の業務である「救急患者を診る」時間が少なくなっていく。

第1章では、団塊《だんかい》世代が七十五歳以上になる二〇二五年に、救急の現場が危機感を抱いていると記した。二〇二五年以降は、これまで以上に医療や介護の需要が増加すると見込まれている。必要な整備を進めておかないと、気づいた時にはもう手遅れだった、という状態になりかねない。

5　地方と救急医療

ドクターヘリという切り札

本章の終わりに、都市部と地方の救急医療の差についても触れておきたい。

「どんなに医療水準が上がっても、iPS細胞のように画期的な発見があったとしても、地方ではその恩恵を受けられません」

八戸市立市民病院の今医師は、かつて僻地《へきち》の診療所に勤務していた際、患者の命を救えなかった経験を持つ。救急車による搬送だけでは、病院に到着して医療を受けるまでに二時間、三時間かかる地域があり、助かる命も助からない。そこで今医師は、医療過疎地域がある青森県にドクターヘリやドクターカーの体制を確立させ、医師が傷病者のいる現場に急行したいと考えた。

地方では、ドクターヘリが唯一といっていい最新医療の武器だ。トランプでいうとジョーカーのように、そのほかのすべてがダメでも、現状を良くも悪くも変える可能性を秘めている。

ドクターヘリが救急車と決定的に違う点は、ドクター（医師）や看護師がヘリコプターに同乗して現場に駆けつけることだ。機内には医療機器が装備されており、目的はただの搬送ではない。医師が現場に行くことで、現場や搬送中に最適な医療処置を施しながら、患者を病院に連れていくことができる。搬送中に、受け入れ先の医療機関と密に連絡を取り合い、傷病者に必要な検査や治療、手術の準備を事前に伝え、病院到着時から効率的な治療をスタートさせることができる。

国の救急医療体制の一環として、国内でドクターヘリが正式に運行を開始したのは、二〇〇一年四月一日のことだ。二〇〇七年に「救急医療用ヘリコプターを用いた救急医療の確保に関する特別措置法」が成立し、厚生労働省や総務省が運行費などを負担するようになったことで、全国でドクターヘリの導入が加速した。今医師率いる八戸市立市民病院では、二〇〇九年からドクターヘリがスタートしている。

地方では、これまで絶体絶命とされてきた多くの患者の命が、ドクターヘリによって救われてきたという。

「ドクターヘリは、根本治療までの「時間短縮」が最大の目的です。現場で病院と同じような治療をするのが目的ではありません。聴診器をあてて「症状はいつからですか?」などと問診をしていたら時間ばかりがかかり、救急隊から「あいつら（医師）がくると余計に時間がかかってしょうがない」となってしまう。それではドクターヘリを使う意味がありません。根本治療に少しでも早く到達するために、自分たち医者が現場で何を省略して何を重要視するのか。そして自分の眼で見た情報の何を救急室に伝えて、何を準備してもらうのかが大事です」

ドクターヘリは、現在、四十三道府県各地の救命救急センターで、五十三機が運用されている（二〇一八年九月時点）。厚生労働科学研究「ドクターヘリの実態と評価に関する研究」によると、傷病者の病院間搬送、外傷、脳血管・心疾患の救命率向上、予後の改善に有効であることが確認されている。

離島の救急医療

地方の、それも僻地の救急現場を見たいと思った。地方では一次も二次も三次もなく、大きな病院が一つか二つあるだけだろう。そのような過疎地では、どういった救急医療が実践されているのだろうか。

筆者は奄美大島に飛んだ。訪ねたのは、奄美大島の中心部に位置する鹿児島県立大島病院。ドクターヘリを有し、周辺の八つの離島——奄美大島、喜界島、加計呂麻島《かけろまじま》、請島《うけじま》、与路島《よろじま》、徳之島、沖永良部島《おきのえらぶじま》、与論島——の救急医療の要である。奄美大島の人口は約六万人だが、周辺の離島を含めると約十一万人。鹿児島県立大島病院は、これだけの人口をカバーしている。もちろん同院以外にも島内や各離島に病院があるが、鹿児島県立大島病院では、循環器疾患や脳血管疾患、多発外傷など、多くの「致死的な疾患」に対応していることが特徴だ。

離島のために島外搬送が容易ではない分、医療設備が人口規模に比して充実しているといえる。しかし人手は足りない。救急医は全部で五人で、そのうち単独でドクターヘリに搭乗できるスキルを持つ医師は四人。通年の日中の救急外来業務、当直、さらにドクターヘリ当番も必要であることを考えると、厳しい勤務体制といえそうだ。

「申し訳ありません。ドクターヘリではなく、民間機や船など別の移動手段を使っていただけないでしょうか」

鹿児島県立大島病院救命救急センター長の原医師が、電話口に向かってそう告げた。筆者が同院に取材に訪れると、すぐにドクターヘリの要請があったのだが、それを丁重に断ったのだ。

「そうですか。はい、はい」と、原医師はなおも先方の言い分を聞いている。奄美大島周辺の離島の一つ、与論島で男子高校生が腹痛と下痢が止まらないらしく、連絡が来たそうだ。現地の病院でCT撮影を行っても、今のところ男子高生の腹部にはっきりした病気は見当たらない。ただ、症状が改善しないので詳しい検査をする必要がある。ついては鹿児島県立大島病院を受診したいのだが、ここまでドクターヘリを飛ばしてもらえないのかという依頼だった。

しかし原医師は「ドクターヘリの適応ではない」という判断を下した。与論島から奄美大島まで、フェリーの場合は数時間かかるが、民間の飛行機なら三十分程度で行くことができる。料金は往復およそ一万円だ。

ドクターヘリで赤字に？

前述したように、ドクターヘリの目的は、ドクターやナースが「現場で医療介入」し、病院に着くまで患者の状態を保ちつつ、病院側に指示を出して、根本治癒までの「時間短縮」につなげることにある。

しかし、とくに離島の場合は、ドクターヘリ利用の半分が単なる転院搬送になっている実情がある。

「私個人のヘリコプターなら、すぐに迎えに行ってあげたいと思います。患者さんが民間機を使う際にも、搭乗まで待っているのがつらいと言われると、本当に心苦しい。けれども、県の救急用のヘリコプターを使わなくてもいいのではないかと思う時は、救命救急センター長の立場としてお断りしています」

実はドクターヘリで現在問題となっているのが運用費用なのだ。一カ所あたり年間予算約二億五千万円（国と自治体の合計）が基準となるが、それで賄《まかな》えない長時間の飛行となった場合、ドクターヘリ運行会社の「持ち出し」となる。

鹿児島県立大島病院では二〇一六年にドクターヘリを導入したが、一年間の飛行時間が全国で二番目に長かった。

「全国のドクターヘリ平均飛行時間は年間二百五十時間ぐらいですが、当院は五百九時間でした。私たちは離島をカバーしているので件数はそうでもないのですが、どうしても飛行時間が長くなってコストがかかります。屋久島や種子島の救急医療を請け負う鹿児島市立病院も、年間四百七十時間のフライトでした。鹿児島県が全国の二位、三位となり、財政が厳しい。ヘリ会社の採算を考えれば、年間三百五十時間のフライトに収めたいところです」

島の医療のためには、ドクターヘリを継続していかなければならない。そのためには、ドクターヘリを適応するか否かの判断基準がシビアになるわけだ。しかし、この親子はその後、沖縄の病院にドクターヘリを要請したという報せが入った。原医師が慌てて沖縄の病院にお詫びの連絡を入れる。他地域の医療資源を使ってしまったことになるからだ。

離島でさまざまな状況を鑑みて、一台のドクターヘリの要請を断る。それは、病院の多い都会で救急車の受け入れを拒むことより、はるかに重い決断だろう。断った責任はその医師一人の肩に重くのしかかる。

だが、ドクターヘリ一台を稼働させている間に、ヘリがなければ救命できない患者からコールがあれば、その命を失うことになりかねない。そんな事態を防ぐために、ドクターヘリの予算を全国一律にするのではなく、離島を抱える県、ドクターヘリ以外の搬送手段が限られている地域に手厚くするべきではないだろうか。

医師の偏在をどう解消するか

地方では医師不足も深刻な問題だ。

厚生労働省が二〇一九年二月に発表した調査結果によると、二〇三六年時点で全国で二万四千人もの医師が不足するという。もっとも、医師の総数自体はここ三十年増え続け、二〇三六年時点でも十分足りるといわれている。一方で、地域ブロック別に見ると、県庁所在地がある都市部では医師が足りているのに、郊外や小さな町では医師が不足する偏在が起きている。厚労省が全国を三百三十五ブロックにわけて調べたところ、六割以上にあたる約二百二十のブロックで医師が不足することがわかった。

医師が足りなくなると何が起きるか。数少ない医師に重い負担がのしかかるまでだ。

すでに述べたように、医師の長時間労働はこれまで「当たり前」という風潮で、あまり問題視されてこなかった。働き方改革においても、それは医師の問題であって、私たちとは関係がないと思いがちだ。

本当にそうだろうか。たとえば、あなたやあなたの家族の緊急時に、疲れきった顔の医師に診てもらいたいと思うだろうか。長時間労働が当たり前の環境では集中力が続かず、医療ミスや事故も起きやすくなる。とくに、救急医や外科医など国民に求められる科ほど過酷な労働になりやすく、さらなる医師不足も招きやすい。医師が足りなくなって夜間の診療を請け負えなくなったり、病院が閉鎖すれば最終的には私たちの不利益になる。

救急医療の場合、当直勤務の枠を組み込まなくてはならない。働き方改革では残業時間の制限と合わせて、連続勤務時間は二十八時間までとし、勤務から勤務までの九時間のインターバルを設ける規制も提案されている。そうなると、地方では当たり前のように行われている「当直明けにそのまま日勤」ができなくなる。どこの病院も昼夜の「完全交代制」が求められるのだ。

「今の仕事量なら何とかなる。ただ完全交代制になるには医師の数が足りない」

都市部ですらそのような声が多いのだから、地方ではなおさらだ。

救急医療においては、地方は「集約化」という面では優れているものの、医師の数が圧倒的に少ない。その一方で病院数が多い都心部は、システムの整備が必要だ。必要な医療制度は整っておらず、唯一ある一次・二次・三次という救急医療体制が、さらなる混乱を招いているといえる。

「救急医療なんて下の下の仕事ですよ」

あるベテラン医師が吐き捨てるようにそう言った。胸が痛む。

筆者が「私たち国民にとっては、命を助けてくれるスーパーマンのような存在です」と伝えたものの、

「皆が拾いたくないものをバケツに突っ込まれて、そこを掃除している仕事だと思う時があります」

そう言って、悲しい顔で首を横に振られてしまった。

しかし、数多くの現場を取材で訪ね、あらためて思う。そんなことはない。日本全国の救命救急センターで、どれだけ国民が救急医療と密接に関わっているか。どれだけ救急医療に助けられているか。筆者は、その現実をまざまざと見た。次章では、救急医療の現場で起きた出来事や医師の思いを記すこととしたい。

第3章 救急医たちのリアル

前章で筆者は、ER型導入こそが救急医療の再生につながると記した。日本ではER型（患者を選別せず、なんでも診《み》る）といっても、おもに二次救急病院の救急医でない医師が、社会的な需要から「なんでも診なければいけない状況」になっているという言い方が正しい。救急医が不在である以上、本来のER型とは言えない。

しかし現在、国内で救急医が中心となったER型の導入事例が増えつつある。本章ではその実態を描くとともに、そこで働く救急医たちの偽らざる本音もお伝えしたい。通常ならばあまり許されることのない密着取材は、臨場感にあふれ、貴重なものだと自負している。

1 救急現場に集まる社会的弱者

絶対に急患を断らない病院

どんな患者も診る。二十四時間三百六十五日、すべての救急患者を受け入れる——湘南鎌倉総合病院の救命救急センターで働く救急医たちは、胸に熱い思いを抱えている。

厚生労働省が公開するデータによれば、救急車で搬送されてくる患者数は、湘南鎌倉総合病院が日本で最も多い。つまり日本一、救急患者を受け入れる病院というわけだ。一日に平均して百人超の患者が訪れる。筆者はここで五日間、全五十時間の密着取材を行った。

ある日の真夜中、救急車が県をまたぎ、一時間以上かけてやってくるという連絡があった。搬送されてくるのは、大量服薬をして自殺しようとした五十代女性。救命救急センター室に、患者の症状がアナウンスされる。

「五十代女性　時間不明のオーバードーズ（薬剤過剰摂取）　手首の切創　薬剤服用量は不明　現在のバイタル、意識レベルⅢ－２００（刺激をしても覚醒《かくせい》しない）　血圧１１０の68　脈拍73　呼吸数20」

聞けば、患者本人から自殺をほのめかすメールを送られた姉が、心配して家を訪ねたところ、意識を失っていたらしい。運ばれてきた患者の手首には、たしかに生々しい切り傷があった。精神疾患を抱えているという。

「前々回は二時間、前回も一時間、この人の診療に時間がかかっているんです」

若手研修医が、救命救急センター長の山上医師に声のトーンを落として報告する。

「患者自宅の周辺病院では、もうどこも受け入れません。ブラックリストに載っています。家族の問題で何度もリストカットし、そのたびに救急車や警察が呼ばれるんです。警察は精神疾患の問題だからと動きません」

山上医師は、腕組みをしたまま宙を見つめた。研修医がなおも訴える。

「これまでは、たまたま混んでいない時でしたからまだいいですが、いつか受け入れが厳しい時に、この患者から救急要請があるかもしれません。意識が回復すると、ほかの患者さんの心肺蘇生をしている横で大声を出されたり、私たちの業務にも支障が出ています。受け入れる際に、患者の家族に条件を掲示したほうがいいかと思うのですが……」

「それは必要ない」と、山上医師がきっぱり告げる。

「それを言い出したら、診療拒否をしている病院と同じだ。どんな時も受け入れて、それでもし困ったことが起きたら患者さんを説得して、それでもダメな時には警察を呼ぼう」

精神疾患を抱える患者や、ホームレス、生活が困窮した高齢者などの社会的弱者は、「診療拒否」をされやすい傾向にある。治療費を回収できない可能性があるからだ。実際に、湘南鎌倉総合病院のERでは、ここ三年半で治療費の未収が約二百件にのぼる。総額で三百五十万円だ。

そして、救急車は受け入れ先が決まらない限り、現場から出発できない。見方を変えると、救急車が長時間占拠されてしまう事態だ。そうでなくても、近隣の病院が受け入れずに遠方の病院へ搬送することになれば、その往復時間の間も一台の救急車が使えないことになる。

「リストカットはなくなりません」と、同院の中野秀比古《ひでひこ》医師が言う。

「もちろん自殺を未然に防げれば、それにこしたことはありませんが、救急の現場では事が起きてからくる。誰かがその処置をしてあげないといけない」

精神疾患のある患者を受け入れない病院は、「精神科がないこと」を理由に挙げることが大半だ。だが、ここ湘南鎌倉総合病院にも取材時に精神科病床はなかった。

「心を診れないから患者を受けられない、だから救急隊員にその患者のすべてを丸投げすればいいかと言えば、そうじゃないでしょう。どこかの病院が最初に手をあげて診断をして、傷口の処置をし、適切な病院につなげる必要があります」

「救急医泣かせ」の患者たち

精神疾患と同様に、飲酒がからむ事例も病院側に敬遠されやすい。

酔っ払いは医療関係者に暴力をふるったり、指示に従わないリスクが高く、誰が診ても「大変な患者」だ。また、飲酒をして道端で眠り込んでしまうような人は、本人も知らぬうちに怪我をしている可能性がある。さらに言えば、飲酒で酩酊《めいてい》しているように見えて、実は重大疾患が隠れていることもあり、そこを鑑別しなければいけない。ある意味で「救急医泣かせ」の面があるのだ。適切な診断と処置を行うためには、臨時の当直医だけでなく、救急医療のプロがいて、脳神経外科や外科など各専門医の強力なバックアップ体制がないと難しい。

ある日の午前三時、救命救急センターの電話が鳴り響いた。

「五分後　六十代男性　最大約十五段の居酒屋の階段から転落した模様。音を聞いて近くの人が駆けつけた。現在後頭部の挫創と右頭部の打撲《だぼく》三カ所。嘔吐《おうと》あり。意識レベルⅢ－300（刺激をしてもまったく覚醒しない）　血圧179の107　脈拍80　全身濡れており体温が測定できず　五分後です」

簡単に言えば、酔っ払って階段から足を踏み外したということだが、意識がない。医師や看護師の間で緊迫感が漂い、レントゲンなどの準備が整えられていく。

やがて運び込まれてきた患者は、見た目は穏やかに眠っている様子だった。だが、やはり意識がない。点滴や導尿、人工呼吸器をつけられて、CT検査へ。脳内でかなりの出血があることがわかった。一時間経つごとに脳内で出血量が増えていく。

命に危険がおよぶ容態で、一刻も早く家族に知らせなければならないが、患者の身元がわからない。服のポケットには単行本と生の現金が入っているのみだ。救急隊員が「飲み屋の知り合いの人が、たしかこんな名字を言っていた」という報告をする。同院所属の救急救命士が、その名字を頼りに病院のパソコンで検索をかける。すると、偶然にも同院への受診歴があった。家族である娘に連絡をすると、ほどなくして駆けつけてきた。手術の承諾を得る。翌朝、脳神経外科による緊急手術となった。

このケースはたまたま患者の身元が判明したが、突き止めることが難しい場合も少なくないという。運び込まれた際に意識不明で、身元を証明する所持品が何もない時、本人の特定に病院側はパワーと時間を割かれる。独居者が増加している現代では、さらに家族の連絡先まで調べなければならない。

息子から放置された老婆

また、ある日の密着取材中には「汚れた人が来る」という一報が入った。

ＥＲに入る手前のシャワー室で、医療者が受け入れの準備をする。やがて、自身の大便にまみれた七十代の女性が運び込まれてきた。

救急救命士の加藤大和さんが、温かいシャワーで大便を洗い流そうとすると、老婆がうめいた。

「痛い、痛いよ」

「そうだよね、痛いよね」

加藤さんが応じる。シャワーカーテンの隙間から時折見える老婆の背中は、寝たままの姿勢が続いていたためか、広くただれていた。老婆の右足は、膝から下が赤紫色になり、足の指先からはウジがわいていた。四十代の息子たちが二人同居しているのに、オムツをして寝たきりの老婆は放置されていたという。息子らが横たわる老婆の布団を久しぶりにめくったところ、足が腐っていたことに驚き、救急車を呼んだそうだ。

「あぁ、気持ちいいね」

しばらくして老婆がつぶやく。「久しぶりのお風呂だもんね」と加藤さん。一年半前に同院に入院して以来の入浴だという。

カーテン越しに二人のやりとりを聞き、筆者は声を出さずに泣いた。そして、激しい怒りがこみ上げてきた。誰かがちょっとだけ手を差し伸べれば、認知機能が正常な老婆は最低限の生活を保てたはずだ。なぜ誰もが見て見ぬふりをしてきたのだろうか。

手を差し伸べたのは、誰も断らないERだけだった。

「誰でもいつでも」の美点

同じような事態は、日本全国で起こっている。

ある日、倉敷中央病院に七十代の呼吸困難の女性が救急車で運ばれてきた。顔色は土気色で、ぐったりとしている。

この高齢女性は、一昨年に病院で肺がんを指摘されたものの、以降通院をしていないという。身寄りはない。新聞がたまっているところを周囲が心配し、地域包括支援センターの職員が尋ねると、室内で倒れていたそうだ。

「一週間水分しかとれていない状況で、ひどい脱水を起こしています。発見が遅れていたら亡くなっていたでしょう」

筆者に、担当医がそっと説明してくれた。次に患者に向き合い、耳元でやや大きな声で話しかける。

「胸にね、水がたまっていて呼吸が苦しいので、これから水を抜きますね」

女性患者がこくりとうなずいた。

それから数時間、この高齢女性から目が離せなかった。水を抜く処置をした後、女性は体の左側を下にして横向きになり、右手でベッドサイドの柵につかまっていた。運ばれてきた時より状態は落ち着いたようだが、それでも眉間《みけん》にシワをよせ、じっと目をつぶって痛みに耐えているように見えた。

胸にたまっていた水が、がんによるものかはわからない。いずれにしても詳しい検査が必要で、女性は入院することとなった。看護師が女性の身の回りの荷物をまとめる。もう一人の看護師に「ご家族は?」と尋ねる。聞かれた看護師は黙って首を横に振る。女性患者は相変わらず目をつぶっている。

悲しい光景だった。患者に親しい人が心配して駆けつけることの多い救命救急センターで、この高齢女性の周囲には誰もいない。一人で倒れていた時、どんな気持ちだっただろうか。

けれどもこの病院に運ばれ、医師が声をかけ、看護師が身の回りを世話し、また病院所属の社会福祉士から「患者の今後の生活を一緒に考える」と聞いた時、少しだけ救われる気持ちになった。

同時に、どんなに医療財政が厳しくなっても、日本の救急車は無料であってほしいと心から思った。救急車は「誰でもいつでも呼べる」存在であり続けてほしい。救急車が有料になり、受診抑制が推進されると、このような生活困難者、社会的弱者は救われない社会になる。

現場から見えてきた救急医の原点

そもそも、病院が救急受け入れ要請を断るのには、どういった理由が考えられるのだろうか。あらためて現場の医師に尋ねてみた。

「それはいろんな理由があるけれど……」

横浜市立みなと赤十字病院救急部部長の中山祐介医師が話してくれた。同院は国内で湘南鎌倉総合病院に次ぐ患者受け入れ数で、一人の救急医が患者を請け負う人数ではトップクラスだ。

「一般的には家族がいない、保険がないとか、患者さんの外的な要因で断ることが多いですが、それはおかしいと思っています。私たち医者の使命は、病気や怪我を診ること。だから、患者さんの仕事がないからといって代わりに探してあげることはできないけれど、病気や怪我で困っている人がいたら助けてあげないといけない」

中山医師は「今日は整形の先生がいない」「専門医がいない」というのも、言い訳ではないかと言う。医師は医師免許を取得する時点で、すべての診療科を勉強し、卒業試験を通って国家試験に合格している。だから、基本はなんでも診ないといけない。

中山医師は熱っぽく語り続ける。

「だってそうでしょう。もし医者の家族が、自分の専門診療科以外の病気に陥ったら、その医者はすぐ専門家のところを受診させるのではなく、まずは自分で家族を診ようとするのではないでしょうか。家族や大切な人に対してはやれるのに、患者さん相手になった途端「私は○○が専門だから」と壁を高くする。目の前で困っている患者さんに、なぜ手を差し伸べないのか」

患者(救急車)を受け入れる前に考えるな、受けてから考えろ、が同院のモットーだ。救急の要請があった時点で、重症度が何であれ対応する。

同院副院長で救命救急センター長の武居医師は「一年間に当院が受け入れる救急車は約一万二千台。すべてが綺麗事じゃありません」と話す。市内の病院は六〜七千台が平均的で、自分たちだけが圧倒的に多く受け入れている。社会的弱者が多く来院する時には、救急医療が社会の「負の部分」を背負っていると感じるという。

「受診してそのまま入院する人の割合は三分の一ですから、軽症者も多い。でも、救急車からの電話は、社会からの重要な電話で、セーフティネットだと思う。「これぐらいで」と思うような軽い症状の人でも、受け入れずに断ったら、そのために亡くなる人がいるんです」

ホームレスや生活困窮者を含めて、すべての人に生きる権利がある――武居医師の心の叫びが聞こえるような気がした。

筆者の密着取材中も、養育放棄などによる虐待の事例があった。

子供や高齢者に対して家族が日常的に虐待を行っていて、その事実が初めて救命救急センターで明らかになることは珍しくない。その場合、救急医療の現場では虐待された患者に対する身体的なケアとともに、一家を適切な機関につなぐ必要も出てくる。生活困窮者で治療費が払えないのであれば、生活保護の申請をするため、ケースワーカーなどに連絡をしなければならない。

「救命」は命を救う場所であって、患者の背景まで面倒を見ることはできない。だから多くの病院は、全部ひっくるめて「面倒な患者」を断る。

また、自分の専門外の患者を請け負う際、結果が悪い場合には訴訟の火種となる。「いつでも、誰でも受け入れる」姿勢は、常にそうしたリスクと隣合わせなのだ。だから、普通の病院は、医者は、患者を選ぶ。それが「現代版たらいまわし」につながっている。

「でも本来、医者とは、目の前の患者を分け隔てなく、ひたすら治療するのが仕事です」と、山上医師は言う。筆者は、この言葉に救急医の原点、救急医療の本質が詰まっているように思えてならない。

社会的弱者であっても絶対に断らない病院——高齢化社会を迎えるこれからの時代にあって、湘南鎌倉のような病院が果たす役割はますます大きくなるだろう。

2 「死に際」に悩む患者たち

「助かる命」と「尽きる命」

もちろん、緊急搬送されてくるのは社会的弱者だけではない。

湘南鎌倉総合病院での密着取材中、とりわけ筆者の印象に残っているのが「飼い犬に手を噛《か》まれた」という七十代男性だ。

犬に手を噛まれたという言葉だけ聞けば軽症のように思えるが、とんでもない。噛み跡が少しあるなどという生易しいものではなく、複数の傷跡があり、男性の手は血まみれだったのだ。どれも縫合が必要なほどの深い傷だ。

山上医師ら複数の医師が、男性の手の下に洗面器を置き、水をかけながら、たわしのようなものでゴシゴシと傷跡を洗う。洗面器の水は真っ赤だ。見ているだけでこちらも痛くなってくる。

「麻酔をしましょうか」

山上医師が男性患者に聞く。男性が「大丈夫です」と答え、「私、我慢強いですから」と笑う。洗う作業はしばらく続けられた。

「動物に噛まれた時は、とにかく洗うことが大事です。この後、きっちり縫うと雑菌が中で化膿《かのう》してしまうので、わざと荒く縫っておきますからね」

縫合中、時刻は午前〇時をまわった。救急医三人がかりで、縫合に一時間近くを要した。処置を終えた男性患者の手は、まるでフランケンシュタインのようにつぎはぎに見える。

　翌々日、経過観察としてERにこの男性患者が訪れた。山上医師が呼んでくれ、筆者も手を見せてもらう。たった二日でかなり良くなっていることに驚き、同時に人の回復力を感じた。処置を施した医師らも嬉しそうだ。

　救急医たちに「この仕事をしていて嬉しい時は?」と聞くと、大半の医師が「救命できた時」「患者さんが良くなって帰る時」と答える。近年は、前章で述べたような終末期の患者で救急現場が混乱しているが、本来目指すべき方向はとてもシンプルだ。救急医療とは、目の前の命を救うことなのだ。

　だから、それがかなわなかった時、医師たちはやりきれない表情になる。

「今夜か明日が山です」

　倉敷中央病院で、医師が家族に話している声が聞こえた。

「これまでがんと長い間、闘ってきました。今回、体調を崩してしまい、ご本人の力で回復されるかもしれませんが、危ない状態ではありません。万が一、厳しい状態になった時、心臓マッサージなどの処置は無理をさせてしまうことになるかと思いますが、どうでしょうか」

家族は何も言わず、うなずいている。医師の前の椅子に座り、涙を拭いているような後ろ姿だった。そのあと家族は患者本人のもとに行き、「先生が大丈夫って言っているよ」と正反対の言葉を告げる。

救急の現場では、助かる命と尽きる命が常に行き交っている。

ゴルフ場でいきなり脳出血

湘南鎌倉総合病院への密着取材中、脳出血を起こした患者が全部で八人も運びこまれてきた日があった。脳出血や脳梗塞《こうそく》を専門に診る国立病院でも、平均すると一日二人に満たない受診人数というから、相当に多いといえるだろう。

朝九時すぎ、六十代男性が右腕を痙攣《けいれん》させながら運びこまれてきた。意識は鮮明だが、突然起きた痙攣が止まらないのだという。最高血圧も上が200を超えている。のちに脳出血であることがわかった。

続けざまに患者が来る。

「救急車入ります　十五分後　年齢不明　男性　九時頃、ゴルフ場で「いびき呼吸」をしているところをお客さんに発見され救急要請　現在のバイタル意識レベルⅢ-200　血圧218の131　脈拍107　体温36度　十五分後です」

血圧が高く、意識レベルが三ケタになると、一刻を争う状態という。まして「いびき呼吸」は脳出血の重要サインだ。すでに人工的に酸素が投与されているとの情報もあり、患者の容態が相当悪いことが推察される。現場に緊張感が走った。

やがて患者が運びこまれてきた。顔色がやや土気がかっている。看護師が「わかりますか?」と患者の肩を強めに叩く。ガーガーといびきをかいているものの、ぴくりともしない。医師が親指と人差し指で患者のまぶたを開け、ペンライトを当て、瞳孔《どうこう》の状態を確認する。

ストレッチャーに乗せられた患者は、スムーズに治療を進めるため、医療者の手によってはさみで服を切られていく。担当医となった上段《うえんだん》あずさ医師に、救急隊が現場の様子を語る。

「ゴルフ場の打ちっぱなしで、ベンチで座ったまま、いびきをかいて寝ている様子だったそうです。隣のレーンの人が、当初からうるさいなぁと思っていて、しかし三十分経ってもいびきをかいていて……やがてベンチからずり落ちていったので、これはおかしい、と。ゴルフ場の受付に報《しら》せて、救急車を呼んだとのことでした」

「死に際」は唐突にやってくる

「身元がわかりました！」

男性の荷物をチェックしていた医師が叫ぶ。

「家族に連絡して。気管挿管の同意を得てください」

気管挿管とは、文字どおり気管にチューブを挿入して、肺に酸素を送る医療行為だ。気管挿管をして、心臓が元気であれば生命を維持できる。その間に治療を行い、意識が戻ればまた呼吸ができるようになる。

医師が男性患者の荷物から携帯を探し出し、家族に連絡をする。

「湘南鎌倉総合病院ERの医師です。ご主人がゴルフ場で倒れて、救急車で当院に搬送され、現在意識がなく何が起こるかわからない状態です。これから呼吸を補助する気管挿管を行いたいと思います。一刻を争う容態で、ご家族の方が当院にお越しいただいてから決めていただく猶予がありません。この電話で気管挿管を行う同意をいただけますか？」

医師が電話をかけたのは、意識不明の患者に対して手術や検査を行うためには、家族から「同意」を得なければならないからだ。ただし救急の現場では、「救命」に専念しなければ命が危ない状況で、即座に連絡先がわからない時は、この「同意を得ること」が後回しになることもある。医の倫理を定めた「患者の権利に関するWMA（世界医師会）リスボン宣言」には、「法律上の権限を有する代理人がおらず、患者に対する医学的侵襲が緊急に必要とされる場合は、患者の同意があるものと推定する」と明記されている。

今回は、電話で患者の家族から同意を得られたようだった。

つい今朝まで元気だった人の家族が、ERの医師から突然このような電話を受けた心境を思うと胸が痛む。体の回復とともに気管に入れたチューブを外せることもあるが、状態が戻らなければずっと外せないこともあるのだ。

気管にある程度の大きさのチューブを入れるのだから、苦しそうに見えた。患者の腕がもがくように宙をつかもうとし、足が持ち上がり、体が左右に少し揺れる。処置中は医師が体を押さえた。

その後は、ERすぐそばのCT室で脳の詳細な画像を撮影。ここまでで救急車到着からおよそ十五分だ。しかし、CT撮影中に異変が起きる。突然患者が口から血を噴き出してしまい、そばにいた医療スタッフの白衣が赤く染まった。撮影後すみやかにER処置室に患者が運ばれてくる。映し出された何枚かの画像には、筆者が見てもはっきりわかるほど脳内に大量の出血があった。しかも、呼吸などをつかさどる脳幹部からの出血だった。

「厳しい容態です」

上段医師が目を伏せる。その後、脳神経外科の専門医が画像を確認し、やがて家族が到着し説明を受ける。家族の希望もあって、脳の手術を行うなどの積極的な治療は見送られることになった。手術をしても命が助かる見込みが非常に低いためだ。

救急医たちの苦悩

この後も、踊りの稽古中に倒れた七十代女性、駅に降りると同時に頭痛や嘔吐などの気分不良を訴えて倒れた五十代男性などが運び込まれてきた。いずれも脳出血を起こしていた。

脳出血や脳梗塞は、元気だった人が次の瞬間には意識不明になる病気で、場合によっては気管挿管や脳の手術が必要になる。家族は動揺し、治療の同意に悩むことが多い。不幸なことに回復せず、その治療が結果的にただの延命になってしまうことがあるからだ。しかし、治療をしなければ「良くなる」機会は与えられない。

家族の立場であれば、気管挿管をしてでも生きてほしいと願う一方で、もし自分が患者ならば、気管挿管をしてほしくない気持ちが強いかもしれない。一度入れた管を抜く——死を意味する「抜管」の医療行為は、もっと難しいだろう。

筆者の思いに、山上医師が応じる。

「医者個人の判断でこの人が治らないから管を抜くという行為は、もちろん刑事責任が問われます。しかし複数の医師と議論を重ね、家族の意向を確認し、治る見込みがなく、これ以上治療を続けることは患者の幸せにつながらないと皆の意見が一致した時、抜管の選択肢が上がります」

この医療行為は、治療か延命か——救急医には、常にその問いかけが胸にある。これは治療したほうが救命できる、治る可能性が高いと思えば積極的に勧めるし、延命行為だと思えばあまり積極的には勧めない傾向にあるという。その線引きは難しく、グレーゾーンな面も少なくない。

実は、この日は密着取材の初日だった。救急医は、生死の境目にある患者の命を救うために、一分たりとも時間を無駄にしない。これほど一分一秒の密度が濃い現場は他にないだろう。一日目の取材を終えた時、まるでここに一週間もいたような感覚になった。

次から次に患者はやってくる。誰もが「痛み」や「苦しみ」を抱えている。救急の現場にいると、今日、自分が健康に生きている奇跡を感じる。人はいつ、次の瞬間に、どうなるかわからない。そのため強く感じたのは、患者側が「死に際」を考えておくことの重要性だ。

一九五〇年代初めには八割以上の国民が自宅で亡くなっていたが、現在は八割近くが病院で息を引き取っている。これからますます高齢化が進み、今後は病院、さらに救急の現場にも死に際の人が押し寄せるだろう。

全国の救急医療で働く医師誰もが「望む最期を決めておいてほしい」と口にする。本人の代わりに判断できるというぐらい、家族間で「死」について話してほしいという。本来すべての人の命を「救う」ことが使命である救急医にとって、命を「終える」選択に向き合う苦悩を感じる。

父の蘇生行為を止めた娘の思い

そういう意味では、ある患者の家族が印象的だった。

ある日、心肺停止した九十代男性が運びこまれてきた。救急隊員が患者に蘇生行為である心臓マッサージを施していたが、筆者のような素人目にも、すでに死亡にいたっていることがわかった。

付き添ってきた患者の娘が「万が一の時は、蘇生行為をしないでほしいという希望がある」と救急隊に伝える。

「このまま何もしなかったら亡くなられる状況ですが……」と山上医師。

患者の娘はハンカチを握りしめながら「はい、それで、もう」と、かぼそい声で答えていた。山上医師は、救急隊員に心臓マッサージ中止の指示を出した。

「呼吸も脈も止まっています」

山上医師は時刻を確認し、「ご臨終です」と手を合わせた。父親が亡くなったと告げられた娘の頰《ほほ》に、涙がすべり落ちる。別室で経過を聞くことになった。

「父は今朝は元気で、トイレにも自分一人で歩いて行きました。ただ普段は「肩が痛い」とよく言っていたのですが、今日は「全身が痛い」と言っていたんです」

「いつもと痛みが違ったんですね。血圧も低めだったのでしょうか」

山上医師が尋ねる。

「はい」と娘がうなずく。

「私は十四時頃から買い物に出かけて、帰ってきてご飯の支度をし、夕食ができたので十八時半頃に父の部屋をのぞいたら、反応がありませんでした」

「おそらく、もともとあった胸部大動脈瘤が破裂したのだと思います。胸の中で出血をして、血圧が下がったり、痛みを感じたりしたのかもしれませんね」

娘がうつむいたまま首を縦に振った。

山上医師は「それでは死亡診断書はこちらで書いて、ご自宅に帰る準備をしましょう」と言って立ち上がった。

倉敷中央病院救急医の舩冨《ふなとみ》裕之医師も、死に際の救命措置に悩むことが多いと話す。

「ご高齢で心肺停止で運びこまれてきて、現代医学では絶対に救えないような人の最期に心臓マッサージを施す。この方は望んでいないんだろうなと思いながらも、救急医としてはやらざるを得ない。『昨日まで元気だったのに』と、多くの家族はそう言います。でも急変は突然来る。私からは医学的なデータとしてわかること、経験としての今後の可能性、『自分が親だったらこうする』という意見などを伝えますが、なかなかご家族はその場では決断できません。でもそうなると、家族が悩む間ずっと、心臓マッサージを続けなければならないんです」

筆者は、大まかに家族に死に際の希望を伝えている。もしも自分が急病を発したら、命が助からなそうだったら――。
しかし、先に医師が述べたように、家族が私の代わりに治療を行うかどうかの判断ができるかといえば、心もとない。健康保険証の裏面にある「脳死および心臓が停止した死後のいずれでも、移植の為に臓器を提供します」には丸をしているが、本当にその時がきたら、家族は決断してくれるだろうか。慌ただしい現場にいると、救急医療は年齢にかかわらず、ある日突然自分に必要になるのだと身にしみてわかってくる。

3 救急医に求められる資質

症状を見極める眼

湘南鎌倉総合病院への密着取材中は、交通事故や職場での事故による搬送も少なくなかった。

脳出血患者らと同時期に、交通事故の被害者として二十代男性が運ばれてきた。歩行中に車にはねられ、三メートルほど飛ばされたという。名前を呼ぶと目を開けるが、返事ができない。ＣＴ検査の結果、脳内に出血があることがわかった。やがて男性の両親が駆けつけてきた。両親はベッドのそばの椅子が目に入らないのか、立ったまま目をつぶる息子を息をつめて見守っている。

脳の手術が行われることになった。担当の関根医師が説明する。

「交通事故は、診断が後から付いてくるのが鉄則です。歩行者が車にはねられた場合、車の先端でまず腰あたりをぶつけ、そのあとフロントガラスに頭を突っ込みやすく、最後に飛ばされて全身を地面に打ち付けるパターンが多い。本人の訴えがなくても、事故の状況から重大な疾患が隠れていないか、丹念に確認して経過を追う必要があります」

この患者は、ＥＲに来て最初の検査で頭蓋骨《ずがいこつ》の骨折と出血が認められた。その時点では手術の可能性は低かったが、時間の経過に伴って出血量が増え、脳神経外科の医師の判断で緊急手術となった。

診断をつけて緊急の治療を施し、経過を見守って必要があれば専門医に引き継ぐ。救急医の立場で、この交通事故の被害者の男性にできることはここまでだ。あとは脳神経外科医が患者の担当をする。

すでに述べたように、ＥＲ型ではすべての患者を受ける。そのため、交通事故の場合でも、怪我ひとつしていない人から意識不明まで、さまざまな状態の患者がやってくる。

そこから致命傷となる疾患が潜んでいて、かつ「専門医に引き継ぐ必要がある人」を見つけだすのは、幅広い知識と豊富な経験が必要だ。その役割を担えるのは、やはり救急医しかいない。

当直医の「見逃し」

軽症に見える、歩いて救急外来を訪れる患者（ウオークイン）の中にも、思いのほか深刻な患者が紛れていることがあるという。

倉敷中央病院の池上医師が、実際にあった衝撃的な例を話してくれた。

数年前、ウオークインで救急外来を受診した中年男性がいた。男性は胸が痛いと訴え、当直医はＣＴ検査や心電図をはじめ、ひととおりの検査をした。異常は見つけられなかったという。

しかし翌日、放射線科医がその男性のＣＴを再度確認し、もしかすると大動脈解離かもしれないと判断した。大動脈解離とは、大動脈に解離（裂ける）が起こることで、放置すれば二十四時間以内に約二五％、二週間以内で約八〇％が死亡するとされる。一方でその診断は難しく、三分の一の大動脈解離は見逃されるともいわれるほどだ。

担当した医師は慌てて、男性患者に電話をした。医師が大動脈解離の可能性があるためすぐに受診を促すと、「わかりました」と答えたという。だがその直後、男性は倒れ、間もなく死亡した。

「一見元気そうな患者さんであっても、胸痛や頭痛は危ないし、気をつけるように若い医師にも言っているので、皆が注意しています。でも、救急外来ではいろいろ検査をしても一〇〇％完璧な診察をするのは難しい。「なんで見逃すんだ」といわれると、救急医療そのものが成り立ちません。そのような事例は、救急の皆でどうすればよかったか、何度も何度も振り返ります」

同院の船冨医師は「一時間のリスクです」と言う。患者が受診して検査をし、診察終了となるまでのおよそ一時間では、正確な診断ができないリスクが常につきまとう。患者が自宅に戻ってから大きな病気が発見されることは、稀にだが起こり得る。

「患者さんやご家族に、こういう症状が出たら再度救急車で来てくださいという説明は必ずします」

重症の患者に対応することは、救命救急センターの使命だ。しかし、軽症と思われる患者から重症を見つけるほうがはるかに難しい。だが、それができた時、救急医としての醍醐味を感じるという。

命を救うトリアージ

湘南鎌倉総合病院でも、こんな場面があった。

「先生、私、なまくら（怠け者）なんです。体がだるくてだるくて、元気が出る注射を打ってください」

ある高齢患者がそう言った。

血液検査の結果を見て、大淵医師が驚いた。貧血の指標となるヘモグロビン（血色素）濃度が2・4g／dℓだったのだ。男性なら13・5以下、女性なら11・3以下が貧血とされ、2・4となるとあり得ないぐらい重度の貧血だ。

「いやいや、なまくらじゃない」

これだけ重症の貧血だと、心臓が突然止まる可能性さえあるという。

別の患者は「息が苦しい」という訴えでやってきた。「年のせいかなぁ」と呑気《のんき》につぶやく。

大渕医師が「歩くと苦しいの？」と尋ねる。

「あんまり歩かないからわかりません」

患者の胸に聴診器をあてた大渕医師の顔が曇った。

「ザッザッと雑音が聞こえますよ。心不全を起こしている可能性があります」

「いやいや先生、年のせいですよ」

患者はおおらかに笑う。

「年のせいじゃないですよ。このまま帰すわけにはいきません」

大渕医師は再び丁寧に患者に説明を始めた。

ウオークインだからといって、軽症と決めつけない。流れ作業的に患者を診ていたら、重大な医療過誤につながる恐れがある――ベテラン救急医ほどそのことを肝に銘じ、慎重に診察しているように見えた。

救急外来に患者が歩いて訪れると、まず最初に看護師が問診やバイタルチェックを行って「緊急度」を見極め、医師につなぐのが普通だ。この業務を「トリアージ」という。トリアージを担当することができるのは、救急医療で三年以上の経験を積んだ看護師だ。軽症にみえる患者の中から、緊急性の高い患者を見極める注意深さ、幅広い知識、経験、根気強さが必要になる。

「トリアージでは「重症度」よりも「緊急度」を重視して、赤（緊急）、黄（準緊急）、緑（低緊急）とランクづけしてカルテに色を記します」

湘南鎌倉総合病院でトリアージを担当する深澤美咲さんが説明する。

「痛み止めさえ投与すれば患者さんの状態がすごく良くなるとか、早く医療介入すべきかどうかが基準になります。指の深い傷の時にも、大抵は命に関わりません。でも、傷がくっつくかどうか、以前のように指が使えるかという機能的な回復の面では、緊急＝赤になります」

筆者は深澤看護師のトリアージを見学させてもらった。世間がゴールデンウィークで十連休中のことだった。

やってきたのは、おもちゃに足をぶつけて怪我をしたという小学校低学年の女子児童、他院から紹介されてきた発熱のある高齢男性、腰が痛いと訴える中年男性……自ら歩いて受診するウオークイン患者のため、たしかに誰もが軽症にみえるが、それなりにつらそうな様子でもある。

深澤看護師は、一人あたり三分から五分で、手際よく問診やバイタルチェックを行う。

痛みがある場合も、既往歴などの細かいことは聞かない。腰痛の男性に対しては「十点が泣いてしまうぐらい痛いとしたら、今は何点ぐらいの痛みでしょうか」などと、「待てる時間」を探っている。

トリアージに求められる根気強さ

その時、少し雰囲気の違う中年男性がやってきた。

「あのう、肺が弱いとか、検査に引っかかるんです」

突然、ぼそぼそと話し出した。深澤看護師が、男性の顔を見つめて話を聞く。

「再検査しても異常がないといわれるんですけど、地元だとよくわからなくて、ここの病院だといいんじゃないかって紹介されて。寝る時に咳《せき》が出て……」

「横になると咳が出るんでしょうか」

深澤看護師が患者の話を遮《さえぎ》り、要点をしぼって質問する。

「はい」

「それはいつからですか」

「……」

答えにつまる男性に、「お咳は全然止まらない？　それとも、ちょっとすれば止まりますか」と深澤看護師は優しく聞いた。男性は「止まります」とうなずく。

それならなんで今日来たのだ、と筆者が思うと同時に、深澤看護師が重ねて聞く。

「それでは、お咳が出ることが頻回にあって心配で受診されたのでしょうか？」

「はい、そうですね」

「あと、テレビとかネットで爪がこういう形だと肺の病気だと……」

男性が自分の両手を差し出し、深澤看護師がちらりとそれを見る。「わかりました」と一言。

「おタバコは吸われますか？」

「吸いません」

「過去にも吸っていた経験は？」

「ないです」

「健康診断でレントゲン検査を受けても、とくに指摘がないんですよね」

「いや指摘をうけるのですが、再検査をしても、とくに問題がないと」

「今苦しいなぁという感じは？」

「もう慣れているので……」

男性の話を聞いていて、正直なところ筆者はだんだん苛立ってきた。しかし横にいる深澤看護師は、思いのほか丁寧に熱心に問診を重ねていた。この男性はなぜ大した症状もないのに、ゴールデンウィークで忙しいと予測される今、救命救急を受診したのだろうか。

「たしかにあの指の爪の形は「ばち状」といって、呼吸器疾患患者に見られることがよくあります」

男性の後ろ姿を見送りながら深澤看護師が言う。

「最初のあの患者さんの話し方は「検査をしてほしい」という感じでしたよね。何かがあって検査をしたいんだろうな、今病院に行きたいと思った「何か」があるはずと思って、いろいろ聞きました。数週間前から症状がある人でも、受診のきっかけとなった出来事があると思うんです」

これぞプロだと思った。怪しくて、面倒そうで、かつ緊急性がなさそうな患者を前にしたら、適当な対応になりがちだろう。

「いやあ……そんなことないです」と、深澤看護師が照れたように笑う。

「以前、ある精神疾患の患者さんが何度も「胸が痛い」と救急外来を受診しました。JT

ASの基準で、胸痛だと緊急の「赤」になる可能性が高い。けれども毎回、何もないし、今回も大丈夫でしょうと、本当はいけないのですが緊急度のランクを下げたことがあります。でもその患者さん、本当に内科疾患があったんですよ」

トリアージの判定で基準となるのが、JTASと呼ばれるもので、カナダの院内トリアージ「CTAS（Canadian Triage and Acuity Scale）救急患者緊急度判定支援システム」の日本版だ。実は、これを忠実に行うことが簡単なようでいて難しい。

失敗の出来事そのものよりも、深澤看護師を誠実な人だと思った。普通ならそんなミスはひた隠しにするところだが、失敗を失敗と認められるだけの職場環境と、彼女のまっすぐさを感じた出来事だった。

「仕事の慣れ」が救急の大敵

精神疾患や飲酒した患者が、救急診療から疎《うと》まれがちであることはすでに述べた。より問題なのは、深澤看護師が指摘するように「精神疾患」や「飲酒」だからと決めつけることで、患者の「重大な疾患」を見落としがちな点だという。

十年近く前、まだ倉敷中央病院で夜間に救急医がいなかった頃のことだ。酩酊した患者が寝ているのを、朝まで放置していたことがあるという。

「当時は「各科相乗り型」の体制で、内科の先生が当直でした。酔っ払いだから、目が覚めたら帰せばいいと思っていたようです。ところがあくる朝、われわれ救急医がきちんと診察すると、脊髄《せきずい》損傷だったんです。たしかに酔っ払ってはいたのですが、おそらく酩酊して転んでしまい、脊髄損傷を起こしていたために、起き上がれなかったと考えられます」

池上医師が苦笑いする。そして「純粋に診ることが大事」と続ける。

精神疾患に見えても、脳出血や脳腫瘍《しゅよう》などの可能性や、甲状腺《こうじょうせん》ホルモンの過不足による精神症状、病気や薬の副作用の可能性がある。また、本当に精神疾患の患者であったとしても、何か重大な病を抱えているケースも少なくない。アルコールを摂取している場合も、それに紛れて脳出血などを見落としやすい。

「精神疾患や飲酒ということに引っ張られないようにしている」と、船冨医師は話す。

「痛みに強かったり、症状を言わない精神疾患の方が少なくない。三階から飛び降りて足が折れているのに、歩いて来院した患者さんもいました」

船冨医師に筆者がインタビューしていたまさにこの時、救命救急センターでは心の病を患う四十代の女性が、肩の痛みを訴え、「痛いよー痛いよー」と叫んでいた。それを横目で見ながら舩冨医師が続ける。

「精神疾患の人に対して、医療関係者は「どうせ（体の病気は）何もないんでしょ」という目で見がちです。酔っ払っている人には「嫌だな」という感情が湧いてしまう。でも、それは本来受けるべき医療サービスが正しく分配されていないということでもあるので、気をつけないといけません」

なんでも診るERでは「仕事に慣れる」ことが、ミスにつながるのかもしれない。起こり得るリスクをすべて想定し、いつも冷静に対処しなくてはいけないのだ。

急患患者の立場に寄り添えるか

しかし、いつも「症状」に対して冷静に分析するために、忙しい時は「患者の心」に配慮できない時がある。筆者が気配りが足りないと感じたのは、「指切断」の患者が訪れた時のことだった。

指が切断された人には、日常ではめったに遭遇しないだろう。だが、救急の現場では日常茶飯事だ。密着取材中のある日、一日で二人も遭遇したこともあった。

「五番にお願いします！」という看護師の声が響く。五室ある湘南鎌倉総合病院のＥＲにはランクがあって、一番や二番は重症患者向けで、三番や四番は中等症、五番は比較的生命には関わらない患者が運び込まれる処置室だ。

六十代のある男性は、午前の仕事中に薬指の第一関節を切り落としてしまい、救急搬送されてきた。本人はまるで「ちょっとした切り傷」とばかりに、涼しい顔をしているのに驚く。男性は「職場に電話してもいいでしょうか」と看護師に断り、ベッドに横たわりながら自身のスマートフォンを手にする。相手が応答すると「指を怪我してしまって……」と乾いた声で笑った。

その後にやってきた二十代男性は、とても痛そうだった。右手薬指の第一関節が物と物に挟まれて切断されてしまったという。男性は眉を寄せ、口をへの字にしている。患者と一緒に、切断された指が収まった三十センチ四方のボックスも付いてくる。中を見せてもらうと、長さ一センチぐらいの小さな肉片があった。こんなに小さな肉片でも、分厚く巻いた包帯に血が滲むほど大量出血してしまうのだ。

男性患者が顔をしかめながら言った。

「すみません、痛み止めの薬を出してもらえないでしょうか？」

「採血して」

患者の訴えは、医師が看護師に飛ばした指示にあえなくかき消されてしまった。

「あのう、痛み止めの薬を……」

そこに整形外科医がやってきて、傷の状態について説明をしつつ、処置を行った。切断部があらわになった指の下に、洗面器が置かれ、医師がボトルに入った透明な液体で傷口をじゃばじゃばと洗う。青い洗面器の中が真っ赤に染まった。

説明の途中で痛みにたまりかねたのか、患者が「先生、痛み止め薬をください」と三度目の訴え。ようやく彼のもとに痛み止め薬が手渡された。その後、ふたたび整形外科医が説明を続ける。

「切断された部分が小さいので、手術をして切断部を無理にくっつけるより、このまま肉付きを待っていたほうがいいと思います。二か月ぐらいすれば手を普通に使えるようになりますよ。タバコは吸っていますか」

「はい。一日二箱ぐらい……」

「喫煙していると毛細血管に酸素が行きわたらないので、傷の治りが悪くなります。治るまでの間、禁煙できますか?」

「はい……」と、患者が小さな声で言う。

「約束ですからね」と笑顔で念押しする整形外科医。手早く傷口の手当てを終え、次の診察日を決めて一時間ほどで治療終了となった。

のちに筆者が、山上医師に痛め止め薬がなかなか手渡されなかった件を話すと、「本当は患者さんの痛みに共感しなきゃいけないんですけど、どうしても処置に集中してしまうんでしょう」とうなだれていた。

仕方ない面もあるのかもしれない。患者の命を救おう、機能を回復させようと思うほど、気持ちを慮《おもんぱか》る面が後回しになりがちだ。


「救急だから」と妥協した処置は許されない

一方、救急医の一言で患者や家族が笑顔になれるケースもあった。筆者も横で思わず微笑んでしまった事例を紹介しよう。それは、張り詰めたER室の緊張感が和らぐような一幕だった。

「救急車入ります　十分後　十五歳男性　学校で友人とジャンプを競っていて天井に頭部を打撲し、前額部三センチの挫創あり　意識レベルⅠ－1（意識清明とは言えない）　四肢に麻痺《まひ》はありません　十分後です」

アナウンスが流れると、背の高い時田祐介医師が、患者が搬送されてくるのを待つ間に自身もジャンプしながら「僕は全然（頭が天井に）届かない」「すげージャンプ力だ」とおどけてみせる。

少年は運び込まれた時に目をつぶっていたが、意識はしっかりあるようだった。医師の問いかけに「昨年は（頭が天井に）届かなかったんですど……」と言い、医療者の間で笑いが漏れる。

負傷直後は脳震盪《のうしんとう》を起こしたらしい。現在は全身状態に異常が見られなかったため、脳の精密検査は行わず、すぐに頭の傷の縫合を行うことになった。

「怖い」とつぶやく少年に、「おでこに麻酔をするから痛くないですよ」と看護師が話しかける。

救急医療の現場では、縫合テクニックが頻繁に必要になる。難しい外科処置は外科医が呼ばれるが、大抵のことはER専属の医師が請け負う。

縫合は時田医師が担当した。サッカーをしているという少年に「ポジションはどこ？」などと話しかけながらも、手元に集中し慎重に縫合している。機能的な面を回復できるかどうかはもちろん、傷の見た目も重要だ。救急だからこれぐらいの縫合レベルでいいということは決してない、と山上医師は言う。縫合は手先の器用さよりも、適切な糸の選択や縫う時の間隔、しばる時の力加減などのほうが大事とされる。

三十分で十針の縫合を終えた。「傷はほとんど目立たなくなりますよ」という時田医師の説明に、少年の母親が安堵《あんど》したような笑顔を見せた。

命が助かるかどうかだけでなく、患者や家族は今後の生活に支障がないかどうかも気になるのが普通だ。このケースのように、救急搬送された患者やその家族の不安を解消できるような診療が理想的だと感じる。

4　離島の救急医に何ができるか

深刻な人手不足

本書を執筆する前から、医師は「救急」を通して大きく成長すると、かつて救急現場で働いていた医師から聞いていた。救っても救っても亡くなる人がいる。そして毎日新しい患者がやってくる。その医師は、命とは何か、医師はどこまでできるのかを考える日々だったという。

ところで、救急の専門医を取得するプログラムには、僻地での研修が義務づけられている。とくに僻地《へきち》の医療に力を入れる徳洲会では、離島で数か月単位で臨床経験を積むという。離島という医療資源が限られた中で診療することで、医師は自らの「できること」と「できないこと」を悟り、一人前のいい医師になる——湘南鎌倉総合病院の山上医師はそのように話していた。

その実態を見たいと、筆者は鹿児島県の喜界島に飛んだ。すると、まず想像以上に都会との医療格差を感じた。本土なら気軽に受診できる耳鼻科や眼科などの専門科が喜界島にはない。内科や外科はもちろんのこと、耳や目の不調、脳のような緊急疾患も、すべて救急医を目指す研修医が診なくてはならない。

しかしそんな環境で、知識や技術は一人前ではないものの、若き医師たちの「患者を救う」という、救急医の原点ともいえる熱い思いを垣間見ることができた。

喜界徳洲会病院（鹿児島県）は、喜界島で唯一の病院で、およそ七千五百人の島の人々の命を支える。ここでは院長のほか、徳洲会の系列病院から研修医が数か月スパンで三名ほど派遣され、だいたい常時四人で三百六十五日を回している。

研修医は週六日間フル稼働だ。研修医が三人しかいないから、三日に一回は当直が回ってくる。まず、その日に当直があろうがなかろうが、毎日午前九時から午前中の診察が始まる。それが終わると病棟を診察し、また外来に戻って診察する。その後、当直がある医師は夜間もずっと病院にいて、救急患者が来れば診察をする。朝を迎えると、また午前九時から診察がスタートする。若くなければもたないようなハードな日々だ。

「私だって、研修医を当直明けに帰してあげたい。でも、それでは病院が維持できないんです」

浦元智司《さとし》院長は嘆息《たんそく》する。地域の救急医療を担う病院は、研修医の長時間労働によって支えられているといっても過言ではない。

医師にも働き方改革の余波がきていることはすでに述べた。しかし、喜界島のような離島で医師の労働時間削減は救急医療をあきらめることと同じに等しい。

離島には輸血がない

以下では、喜界島の救急医療の実態をお伝えしよう。

ある日の二十二時、下血の止まらない救急患者が来院した。普段も同院を定期受診している島民だという。その日に当直だった研修医の数馬稔己《かずまとしき》医師が応対する。貧血の指標となるヘモグロビン濃度が、正常値を大幅に下回る5g／dℓまで落ちていた。赤血球数も、標準値が五百万前後（一マイクロリットルあたり）なのに対して、百九十万だ。出血が続くため血圧も下がっていく。

だが、喜界徳洲会病院にはなんと「輸血」がない。赤血球はおよそ二十日しかもたず、それを過ぎると利用できないため、小さな島では血液を維持するコストが厳しいのだという。

緊急時には、奄美にある鹿児島県立大島病院から喜界島にドクターヘリが飛ぶが、夜間は飛べない。日没以降の場合は、沖縄から自衛隊のヘリが飛んで、患者を連れて病院へ搬送するのだが、ここにたどり着くまでに三〜四時間はかかる。経路確認や県の危機管理室や防衛省への連絡など、調整に時間がかかるためだ。このケースは、それでも呼ぶしかないという状況だった。

出血が続くため、顔が真っ白になっていく患者の顔を見て、数馬医師は天を仰いだ。いかに患者の命をもたせるか——それが「離島の医療」だと、浦元院長は話す。

どうしても厳しい時は、喜界徳洲会病院の職員が輸血をするという道がある。通称「生血《なまけつ》」という。

患者の意識が遠のいていき、もう生血が必要かと思われる午前一時、自衛隊のヘリが喜界徳洲会病院に到着した。數馬医師は患者の手を握り、自衛隊員に頭を下げると、鹿児島県立大島病院へ飛び立つヘリコプターを見送った。

「ドクターヘリが導入され、これでも随分患者さんの命が助かるようになったんです」

浦元院長がそうつぶやいた。筆者が訪れていた五月半ばは、大動脈解離の男性患者や、階段から転落して頭蓋骨骨折となった子供がドクターヘリの要請となった。島では治療を完結できない疾患が多くある。第2章で述べたように、交通網の発達した地域とは事情が違い、離島ではドクターヘリが命綱となっているのが現状だ。

医療がないところに人は集まらない

足りないのは血液だけでない。離島では、台風が来ると医薬品も届かなくなる。研修医二年目時代に、与論島へと派遣された辻山美菜子医師（現・湘南鎌倉総合病院）が当時を思い出しながら語る。

「普段なら医薬品は毎日船で届くんですけど、かなりの大型台風でまったく船が来なくなったんです。台風が去った後も、抜港（寄港をやめてすり抜けること）で二週間程度きませんでした」

一番困ったのが降圧剤だった。内服薬のほうではなく、降圧作用のある点滴は脳卒中治療の際に欠かせないが、大量に在庫を抱えられないため、台風前後に品切れしてしまったという。

「普段使ったことがない薬しか手元になく、その場にいる医師皆で知恵を出し合って使い方を考えました。生活習慣病の内服薬も外来患者さんに一か月分などをまとめて出せませんでした。台風後も、電柱が折れてしまったために、病院の電話がなかなかつながらず、患者さんの容体が急変した時に連絡ができなかったり、台風の後処理で足に釘が刺さったとか、屋根から落ちたなど、外傷患者が増えました。離島といえども、医薬品は常に届けられるラインを作ってほしいと思います」

医療がないところに人は集まらない――これは、喜界徳洲会病院の浦元院長の言葉だ。

実際、喜界島や奄美大島、徳之島など八つの島からなる奄美群島は、一九五五年以降、若年層を中心に人口流出が続き、この六十年間に約九万五千人減少している。

全国的に大都市圏に人口集中が進む傾向にはあるが、とくに奄美群島では若年層が流出し、平均余命の伸びも加わって高齢化が急速に進んでいる。事実、島内の十五歳～六十四歳までの生産年齢人口割合は五四％で、全国平均の六〇％に比べて低く、また六十五歳以上の人口の割合は三一・三％で、全国平均の二八％よりも高い。

「島の就労可能年齢の人の三％が、ここで働いています。働き場としてもこの病院が必要だし、病院があることで、じいちゃんばあちゃんがこの島で一人暮らしができるんです」

だから島を守るために、この病院を守りたい、と浦元院長は繰り返す。しかし、経営は厳しい。二〇一八年度は赤字だった。二〇一九年はさらに赤字になるかもしれない。のべ六千人／月だった外来患者が五千人台に落ち込んでいる。

第2章で、終末期の「救急」と「介護」が地続き状態になってしまっている現状を報告したが、喜界島のような離島では、そうした問題がなおさら顕著になっていくだろう。

離島研修医の毎日

喜界島の研修医は、一～三か月スパンで変わっていく。だから、毎回三か月ごとに薬を受け取るような患者であれば、受診するたびに担当医が異なることになる。

「もうねー、ひたすら考える考える毎日です」

湘南鎌倉総合病院の辻山医師がそう言って笑った。辻山医師は、後期研修医として二〇一九年四月〜六月の三か月間、喜界徳洲会病院に派遣されており、筆者が取材に訪れたのはその最中だったのだ。

救急搬送された一人の患者に対して、数人の医師が駆け寄る湘南鎌倉総合病院とは異なり、喜界徳洲会病院では、昼も夜も常に医師と患者が一対一で向き合う。先述したように、使える薬が限られているため、これまで処方したことのない薬も何度か処方した。眼科や耳鼻科などの専門医は、だいたい月に一回しか来島しないため、湘南鎌倉総合病院でなら専門医に引き継ぐタイミングでも、自分で診なければならない。

つい先日は、夜間にプラスチックのゴミ箱を踏み、足の指が切断すれすれになったという患者の縫合をした。その後の機能的な回復を考えると、普通なら整形外科医が縫合するところだが、いないのだから仕方ない。辻山医師が足の指の間を縫うのは初めてのことで「冷や汗をかいた」という。

だが、ちょうど筆者が取材している時、この患者の抜糸が行われるのを見たが、素人目には傷がわからないほどきれいに縫えていた。側で心配そうに見守っていた浦元院長の口からも「いいね！」という言葉が漏れる。

「研修医は三人いるので、重い症例とか難しい疾患の時は皆で話し合って、知恵を出し合います」

当直勤務をこなしつつ、外来と病棟（入院患者）の両方を受け持つから、とにかくずっと病院にいるように見える。

離島でしかつめない経験

ある日、五十代女性が「皮膚《ひふ》がチクチクする」と訴えてきた。診察した辻山医師は言った。

「帯状発疹だと思う。これは痛いでしょう。薬を飲まないと良くならないから、しっかり一週間服薬して、一週間後にまた来られるかしら？」

テキパキと患者と会話を進め、次の診察の約束をして、女性が出ていくと、辻山医師は薬の辞書を取り出した。真剣な顔つきでページをめくる。

「あんまり帯状発疹を診る機会はないんでしょうか？」

筆者がそっと尋ねると、「いや、あるんですけど……」と言いながら、辞書を読み込んでいる。
「湘南鎌倉総合病院の救急でも診ました。でも、いつもその後は皮膚科にお願いしてしまうんです。自分で最後まで診ないから……悩みます」

悩みますと言いつつも、辻山医師の様子はどこか嬉しそうだ。こういう救急医の顔をほかでも見たことがある。未知のものを学ぶこと、それが楽しいと思える医師が、救急医療に向いているのだと感じた。

辻山医師は「船医」になりたいのだという。船医とは、豪華客船や貨物船などに乗り込み、乗客や乗組員などの病気や怪我に備える医師のことだ。海外の大学を卒業した辻山医師は、いろいろな国の人とコミュニケーションをとる魅力を知った。船医になり、多くの人と語り合いたい——その時になんでも診ることができて、幅広い知識を有する救急医の経験が必要だと思ったという。

「離島で学んだことはありますか」

筆者がそう尋ねると、辻山医師は「それは患者さんの背景を見ることです」と即座に答えた。

「家族関係を理解したり、終末期についてどう考えているのか教えてもらったり、病気のことを自分から話してくれるような関係性を築く大切さを学びました。ただ単に「どうしました？」と聞いても、患者さんが本当のことを教えてくれるとは限りません」

次の患者を呼ぶ時、辻山医師は看護師に頼むのでも、マイクを通して呼ぶのでもない。自ら診察室のドアまで歩いて行き、戸を開けて待合室に向かって「○○さーん」と大声を出す。

「患者さんが診察室に入ってくるまでの様子を見ているんです。家族がサポートしているかとか、どの程度歩けているか、など。実は湘南鎌倉総合病院でも、その必要性を先輩医師から言われていたのですが、離島で研修して本当に大事だと思いました。救急はほとんどが初対面。だからこそ、診察室に入ってきた十秒でその人をどこまで把握できるか。それで診療の深さが変わってきます。研修を終えてもこのやり方を続けていきたい」

救急医は激務の日々を送りながらも、どうすれば患者を救えるのか、医療とは何かと常に考えている。どんな時も、患者の命を自分が背負っているからだ。

第1章では「このままでは救急医療が維持できない」という医師の嘆きを紹介したが、彼らとて自分の生活が犠牲になることは承知のうえで、辻山医師のように熱い思いをもって救急医になったはずだ。

私たち国民は、これまでそんな救急医の使命感に甘え、システムをほとんど見直さずにきた。しかし、医師の情熱に頼る姿勢は医療の安全を脅かし、働き方改革に沿って医師の勤務時間の見直しが進めば、救急部門は閉鎖せざるを得なくなるだろう。

だが、本章で紹介した数々の事例を読んでもらえばわかるように、私たち国民にとって救急医療は欠かすことができない。既存の体制が崩壊しそうな現在、国内の救急システムを根本から見直さなければいけないだろう。

続く第4章では、現状の制度のなかで、何をどのように取り入れれば、病院や医師の負担が減るのか、実際に行われているケースをもとに検証する。また、私たち国民の力によって、救急医療に大きく貢献できる例もお伝えする。

第4章 現場から見えてきた希望

本書では、各地域の患者受け入れ数が多い救命救急センターを中心に取材してきた。次々に患者を受け入れ、激務であるはずの病院ほど、医療関係者が生き生きと働く姿がみられたのは印象的だった。

うまく回っている病院には、必ず各病院や地域による独自の工夫があった。そこで本書の締めくくりとなる第4章では、救急医療の崩壊を食い止める希望に満ちた取り組みに迫りたい。

1　押し寄せる患者をどう受け入れるか

病院専属の救急救命士

救急車で搬送されてくる患者数が日本で最も多いのは、本書で何度も紹介した湘南鎌倉総合病院だ。

厚生労働省が発表する「救命救急センターの評価結果」によると、救急外来のある病院は平均して年間五千人前後の患者を受け入れているが、同院は一万三千人と倍以上（二〇一七年度）。救急に専従する医師の人数が湘南鎌倉総合病院と同等の病院でも、年間一万人の患者を受け入れることは稀である。

驚異的なスピードで患者を診《み》るスーパー医師がいるわけではないのに、なぜ湘南鎌倉総合病院は膨大な救急患者の受け入れが可能なのか。取材から病院の受け入れ体制に秘密があることが見えてきた。

同院において救急車からの連絡を受けるのは、病院の受付や看護師、ましてや医師ではない。「救急救命士」が受けるという非常に珍しい仕組みだ。それが、同院の救急がうまく回っている一因と言えそうだ。

救急救命士とはどんな職種だろうか。

救急車に乗って出動するのは「救急隊員」で、消防学校で救急過程を履修し、その資格を取得している。現場での実務経験が五年以上、あるいは二千時間以上になると、上の資格である救急救命士にチャレンジできる。養成学校へ行くための受験資格を得て、入学・卒業後に国家試験を突破すると、晴れて救急救命士の資格を取得できるというわけだ。つまり、救急救命士は救急隊員の中でも選ばれた、プロ中のプロといえよう。ちなみに東京消防庁では、一台の救急車を稼働させる時、必ず一名は救急救命士が乗り込むよう整備している。

ところが、湘南鎌倉総合病院では病院の職員として救急救命士を雇用しているのだ。筆者が取材した救急病院で、病院に所属する救急救命士は他にいない。

同院では、二〇一五年、ER内に「救急調整室」を立ち上げた。救急調整室には救急救命士がシフト制で勤務し、救急車の患者受け入れ、転院する必要が生じた場合の電話応対、看護師の補助業務などを請け負っている。二〇一九年七月現在、救急調整室所属の救急救命士は八名だ。応募者も年々増え、求人倍率は二倍以上という。

救急医が治療に専念できる仕組み

湘南鎌倉総合病院で救急救命士として活躍する、渡部圭介さんに話を聞いた。この道十八年の大ベテランだ。

「かつて祖母が緊急の時に活躍していた救急隊に憧れて、この世界に入りました。もともとは消防の救急隊員だったのですが、「この地域はこの消防隊」という、ある種縄張りのようなものがあるんですよね。僕は民間のほうが合っていると思いました」

消防の救急隊員であれば患者に救急処置を施せるが、湘南鎌倉総合病院の勤務ではそのような業務は少ない。もどかしさはないのだろうか。

「人を助けることには変わりありませんから、やりがいをもっています。とくにここは受け入れ患者数が多く、毎日が刺激的ですね。救急搬送のファーストコンタクトは電話です。そこで患者さんの情報や状況を短時間で正確にすり合わせるスキルが必要になります」

救急調整室を立ち上げてからは、よほどの理由がない限り、医師は電話に出ないのだという。仕事効率が上がった、と湘南鎌倉総合病院の山上医師が言う。

「医師はより治療に集中できるようになりました。救急調整室を立ち上げる前は、救急患者の受け入れや転院の調整業務も、医師や看護師が行っていましたから。電話がかかってくるたびに治療の手を何度も止めれば、効率は当然落ちますし、患者さんも不安な気持ちにさせてしまいます」

しかしこの体制は、同院がすべての患者を受け入れる前提だからこそ、できることでもある。患者を受け入れるか否かという判断が必要となると、最終的には医師が救急車からの電話に答えなければならない。

同院の救急治療室では、患者が搬送されるまでの間に、既往歴や服薬歴などの情報を集める。筆者も密着取材中に、何度かそのシーンを見かけた。患者にかかりつけの病院があるかを突き止め、なるべくその病院とコンタクトをとろうと試みたり、患者が到着してからも救急隊や家族から情報をつかもうとする。救命救急センターには意識不明で運び込まれる患者が少なくないだけに、その作業を担ってくれるのは医師にとって随分助かるだろう。

同じ業務を、他の病院では医師、看護師、事務員などが行っている。その実態を目にするたびに、医師や看護師が治療に専念できる環境を作りだすことが、受け入れ患者数を増やすために必須だと感じる。

地域の状況がまるごとわかるシステム

岡山県では「たらいまわしの防止」と「正しい救急搬送が行われているかどうかの検証」を行うため、あるシステムが立ち上げられた。これによって応需率が向上したという。ここにもヒントがありそうだ。

そのシステムとは、「おかやま医療情報ネット」という救急医療情報システムで、二〇一六年にスタートしたものだ。消防関係と医療関係者のみ閲覧可能で、一般には非公開。

リアルタイムで「どの病院がどの程度の患者を受け入れているか」「自分たちが断った患者をどの病院が受けてくれたか」などがわかる仕組みになっている。

たとえば、A病院がある患者を断り、B病院がその患者を受け入れた。それによって搬送時間が延び、結果的に患者に不利益な事態が起こったと仮定しよう。こうしたケースの場合、おかやま医療情報ネットを使えば、当時A病院でその患者を受けるのは本当に不可能だったのかを検証することができる。

倉敷中央病院の池上医師は、このシステムができてから、地域の応需率が大きく改善したことを実感している。

「応需率が何%といっても、実際のところ、何台の救急車を断ったのかがブラックボックスの中でした。このシステムによって透明性が増したのは確かです」

応需率が上がればたらいまわしが防止され、救急車が占拠される時間は短くなり、結果的に搬送時間の短縮につながる。おかやま医療情報ネットの設立によって、これまでは消防署の司令塔を通して病院選定を行っていたのが、現場の救急隊が病院選定を行えるようになった。救急隊が直接病院に連絡し、断られる頻度が低ければ、救急搬送の効率化にもつながる。

　また、思わぬ副産物もあったという。

「毎年冬になると、インフルエンザなどの感染症患者で、救急現場はいつにも増して忙しい。受けても受けても患者さんが押し寄せると、だんだん「受けているのは自分たちだけで、ほかの病院は実は断っているのではないか」と疑心暗鬼に陥ることがありました。ですが、このシステムが導入されて、忙しい時にほかの病院を見ると、やっぱり混雑していたんです。自分たちだけじゃないんだと思いました」

　他の病院もがんばっているんだからと、励みになるというわけだ。

　かたや、類似のシステムがない大半の地域では、救急隊が受け入れ先の病院を選定する際、各病院の「空き状況」しかわからない。ある病院がほかの病院の状況までわかる、地域の救急医療が丸ごとわかる岡山のシステムは画期的といえるだろう。同様の体制が、病院の多い都心部を中心に全国にも広がっていくことを期待する。

2　地方で進化を続ける救急医療

僻地であることのメリット

さらに人口の少ない地域に目を向けてみよう。僻地《へきち》での救急医療だと何もいいことがなさそうであるが、救急医療の患者受け入れ面において、少ない人口だからこそできることがある。

奄美大島では、島内十一台の救急車にGPSが搭載されている。各町村で最初の一台の救急車が出動すると、鹿児島県立大島病院の救命救急センターでは、車内の様子が映像で映し出される仕組みだ。救急車内で患者の身体にモニターをつければ、血圧値や心電図などもリアルタイムで見ることが可能で、同時に救急隊員からは患者について詳細な連絡が入る。つまり、病院到着までにかなりの準備ができるわけだ。

これは、島内の救急車のおよそ六割が同院に搬送される状況にあるから可能な取り組みだ。都会ではこうはいかない。救急車も搬送先の病院も数が多く、どの救急車がどの病院に行くかなど、とても予測できないからだ。

ただし、何度か述べたように、島内で救命できない可能性がある疾患の際には、ドクターヘリで鹿児島本土に運ばなければならないという難点がある。二〇一八年にも、急性大動脈解離の患者を夜間に自衛隊のヘリで沖縄に搬送したが、ヘリコプターの中で心肺停止になり、沖縄で死亡確認だけして戻ってきたというケースがあった。もし日中に病気を発症したのであれば、自衛隊のヘリではなくドクターヘリが適用でき、結果は違っていたかもしれない。

「それでも、当院ではどんな症例でもまず受けますから、たらいまわしは起きず、搬送先が決まらずに症状が悪化することはありません。心疾患以外、たとえば脳梗塞《こうそく》や脳出血、くも膜下出血ならここで解決しますし、医療レベルは都会とそれほど変わらないところまで上がってきていると思っています。ドクターヘリで搬送する時も、医師が何らかの医療的処置をしながら搬送するわけですから、地方だからといってそれほど不利な状況ではないはずです」

以上のように、地方の救急医療では、救急患者を受け入れることのできる病院が限られているために、病院選定の時間がないことが大きなメリットとなる。しかしその病院で対応できない時にはドクターヘリが不可欠で、救急車でおおむねカバーできる都心部とはいささか事情が違ってくる。高齢化が加速している地方では、今後ますますドクターヘリの存在感が増していくだろう。

ドクターカーとは何か

ドクターヘリ導入の有効性がとりわけわかりやすいのは、脳血管疾患だ。

脳の重大疾患には、脳梗塞や脳出血、くも膜下出血などがあるが、とくに血栓（血のかたまり）が脳の動脈に詰まる脳梗塞は、時間との勝負になってくる。時間が経つほど、脳の血流が低下し、神経細胞が死んでしまう（壊死）範囲が広がるためだ。

これに対し、壊死が広がる前に血栓を溶かし、血流を再開することで脳の働きを取り戻そうという治療がある。それが「血栓溶解法」で、近年はｔ‐ＰＡという強力な薬剤が登場した。この薬剤は劇的に症状を改善させるのだが、日本脳卒中学会のガイドラインによれば、使用条件として、脳梗塞が起こってから四・五時間以内に投与を開始しなければならない。それ以上時間が経つと、今度は脳出血などの薬剤投与によるリスクが大きくなるためだ。

こうした問題に対して、地方の救急医療はどのような対策を講じているのだろうか。

青森県の八戸市立市民病院では、脳梗塞や脳出血などが疑われる事例が救急隊から連絡されると、「脳卒中チーム」が立ち上がる。同院救命救急センター所長の野田《のだ》頭《がしら》達也医師は、脳梗塞と脳出血のどちらにも対応できるようにするためだと説明する。

「体の麻痺《まひ》や言葉が出ない症状があったとして、脳疾患という見当はついても、現場では脳梗塞なのか、それとも脳出血なのか、正確にわかりません。そこで、ドクターヘリかドクターカーで医師が現場に出動し、患者の血圧をコントロールし、採血をしながら診察して、病院の脳卒中チームにその情報を伝えます。そして病院に到着してCT撮影をしたら、脳梗塞と脳出血いずれの場合でも、すぐに治療が始められるように準備を整えます」

脳疾患の場合は、早く的確な治療を始めることが重要だ。生存率だけでなく、患者の機能的予後に良い影響をおよぼすからだ。そういう意味で、脳卒中チームを立ち上げる八戸市立市民病院の取り組みは参考になるだろう。

ここで、野田頭医師の話に出てきたドクターカーについて説明しておこう。

ドクターカーの運用目的は、ドクターヘリ同様、救命率の向上である。救急車によって医療機関に搬送して医師の診察を受けるのではなく、医師や看護師が現場まで駆けつけることで、治療開始までの時間を短くすることができる。

ドクターカーの見た目は、既存の救急車をベースにしたものから乗用車タイプまで、さまざまな形がある。夜間や荒天時に飛べないドクターヘリに対して、陸路を行くドクターカーならばいつでも出動できるのが利点だ。一方で、救急車やドクターヘリ（遠距離の場合）と比べて、現場到着までに時間がかかるデメリットもある。

「待つ医師」から「出向く医師」へ

東京医科歯科大学の大友医師は、ドクターカー出動のスペシャリストだ。

「CTを撮らなければ一〇〇％にはなりませんが、医師ならば現場で八割方正しい診断ができます。医師が先回りして、現場から病院に緊急手術やカテーテル治療、輸血などの準備指示を出すことが急患患者には有効でしょう。また、たとえばくも膜下出血だと、再破裂が致命的となりますが、搬送では一分一秒の時間短縮よりも、再破裂しないように運ぶことが重要です。医師が現場に出動し、発症の経緯や症状からくも膜下出血が強く疑われる場合、鎮静薬や鎮痛剤を投入しながらそーっと運ぶことができます」

交通事故のような外傷でも、ドクターヘリやドクターカーが有効だ。今医師は車のぶつかり方で、骨折の場所が予想できるのだという。

「これまで救急隊からは「ブレーキ痕がありません」「時速四十キロです」などという伝達がありました。しかし現場に医者が行くようになると、事故現場をより医療と結びつけて見ることができる。車のフロントガラスにひびが入っていれば、頭をぶつけているから頭部外傷とわかります。ドアがへこんでいるのにエアバッグがなかったら、横から頭をぶつけているなとか、ハンドルが曲がっていたら、腹が出血しているとわかります。これが二十一世紀の医療だと私は思う」

外傷の場合は、病院であればレントゲン撮影から始まる。レントゲンがない現場にわざわざ医者が出向く意味とは、個々の症例をより深く理解し、スタートダッシュを早くするためだ。大量出血をしていれば、その場で輸血を開始できる。

地方ではやむをえない問題とされた長時間搬送が、医師が出向くスタイルが定着することで変わる——今医師はそう確信していた。そして、実際そのとおりになりつつある。

「生死に関わるような時、人は一時間半も三時間もかかると言われたら命を諦めてしまうところがある。けれどもそれが「十五分でできるよ」と言われたら、命に執着するようになるんです」

今医師が語るように、ドクターヘリやドクターカーによって、地方の救命救急は大きく変わってきた。だが、問題はやはり医師不足だ。とくにドクターヘリを導入する病院は、「ドクターヘリ当番」の医師が日々待機する必要があるが、通常診察業務のなり手さえ不足しているのが実情だ。

島全体の連携によって救われた命

医療資源が乏しい地方では、治療する医師以外の協力が欠かせない。裏を返して言えば、医師が診るまでの間に正しい情報伝達と判断ができれば、救命率や社会復帰率を高めることができる。つまり、救急隊員のレベルの底上げも求められているわけだ。医師不足の懸念がある以上、こちらの対策も今後ますます全国的に重要になってくるだろう。

この点においても、地方の取り組みが参考になる。鹿児島県立大島病院の原医師は、二〇一五年に救命救急センターを立ち上げると同時に、救急隊員への教育を行ってきた。あるエピソードを紹介しよう。

二〇一五年の夏、奄美大島と加計呂麻島の間にある瀬戸内と呼ばれる海峡で、養殖場の作業船同士が衝突する事故があった。六十代男性のベテラン作業員が操縦する船に、若い後輩の船が横から突っ込んできたのだという。

駆けつけた救急隊員は、突っ込まれたほうの六十代男性の状態を見て、救急車で一時間かけて鹿児島県立大島病院に運ぶのは厳しいと思った。多発肋骨《ろっこつ》骨折と緊張性気胸ではないかと判断したのだ。緊張性気胸とは、肺の中の空気が外に漏れ、その空気が肺や心血管を圧迫している状態で、放置すれば心停止の可能性がある。

救急隊員は、近くの瀬戸内徳洲会病院に駆け込んだ。

「緊張性気胸の疑いがある患者の意識レベルが悪くなっています。こちらの病院で一度、診察と処置をお願いします」

瀬戸内徳洲会病院は、その申し出を即座に受け入れた。診断の結果、救急隊員の予想どおり、緊張性気胸だった。瀬戸内徳洲会病院では、胸の中にたまった空気を出すために、チューブを肺に刺す胸腔ドレーンを緊急実施。しばらくすると患者の意識や血圧が戻り、救急車での搬送に耐えられる状態になった。その後、鹿児島県立大島病院に運ばれたという。同院ではほかの臓器への損傷を治療し、その男性患者は一か月ほどで退院することができた。

原医師は、「島全体の救急医療の質が上がったからこそ助かった命」と話す。

「救急隊員が的確な判断をしたこと、地元の医療機関である瀬戸内徳洲会が必要な措置を最善のタイミングでしてくれたこと、そして自分たちの高度医療。この三つが揃ったからこそ救命できた。とても嬉しかったです。十年前は、まだまだ奄美では助けられない命がたくさんありましたから」

本来ならば、地方でも都会でも救急医療を担う病院が、搬送要請のあった患者を迷わず受け入れられる体制が理想的だ。そのためには、とくに患者人数の多い都会では、救急救命士の活用やシステムの整備が求められる。かたや医療資源が乏しい地方では、ドクターヘリをスムーズに運用するための人手や、救急隊と病院間の連携強化が必要だろう。

3　各病院にできること

トリアージの精度をあげる取り組み

第3章では、救急医療機関において医師が診察する前に、看護師によるトリアージが行われることを述べた。近年は、消防庁の呼びかけもあって、トリアージを導入する医療機関が大半だ。筆者がかつて経験した、「人工呼吸器が必要な娘が長時間待たされる」というような事態は起きないと信じたい。

前述したように、トリアージを行うことができるのは、救急医療に三年以上携わったべテラン看護師だ。とはいえ、それでもトリアージが正しく行われているか、各病院で検証が必要だろう。その精度を向上させるためには、湘南鎌倉総合病院の取り組みが参考になる。

同院では、看護師が実施したトリアージについて、必ず医師が評価してフィードバックしている。赤（緊急）の患者を黄（準緊急）や緑（低緊急）と判断してしまうと、重大な事故につながる可能性があるからだ。

「重症を軽症や中等症と判断したケースを「アンダートリアージ」といいます。割合としては一％以下ですが、厳しく指導します」

山上医師が指摘する。

「一方で、本当は軽症である人を重く見積もった「オーバートリアージ」は許容しています。院内トリアージでは、看護師が問診や血圧、体温検査などをしてくれるので助かります。以前は、それらすべてを医師がやっていましたから。また、看護師に話を聞いてもらうと、患者さんの気持ちが落ち着くようで、待合室で待たされるというクレームも減ったと思います」

これは、本章冒頭でも触れた救急救命士の役割にも通じるところがある。つまり、医師を治療に専念させる仕組みを整えることが、患者を断らずに受け入れ、かつ医療の質を担保することにつながっているのだ。

救急医と各科専門医の関係構築

本書では、「なんでも診る」ＥＲ型の体制を繰り返し推奨している。あらゆる症状の患者も受け入れることではじめて、「たらいまわし」と「重大疾患の見逃し」を防ぐことができるからだ。ＥＲ型を導入するには救急医が治療の前面に立つ必要がある。

そのためのポイントを、熊本赤十字病院の奥本医師が三つ挙げてくれた。

①シフト勤務の救急医が二十四時間カバーする
②救急医によるスクリーニングと救命処置
③夜間の患者は救急医ができるだけ朝までホールドする

そのうえで、各科専門医とのスムーズで密な連携は欠かすことができない。奥本医師が補足する。

「要するに、何かよくわからないものを洗って、そのもの（疾患）が判明したら各専門医に渡すということです。病名が予測できない患者を診ることを苦手とする専門医は少なくありません。ですから、最初に泥をとる作業を救急医が受け持つんです」

症状の正体は何か、何が隠れているのかを見つけ出す。そこから必要な救命措置を行って、専門医にバトンタッチする——救急医はよくわからないものを明らかにしていくことに、各専門医は専門的な治療に専念することに魅力ややりがいを感じる。双方の負担を補い、お互いがメリットを感じて初めて、持ちつ持たれつの関係になれるのだ。

倉敷中央病院の池上医師も、各科に「救急患者を受け入れさせてほしい」とお願いしてまわったという。各科にとっては「突発的な患者」を請け負うことになり、負担が増す可能性がある。立ち上げ当初は、つらいこともあれば、失敗も反省もあったという。それでも今、各科と救急科の相互にメリットがある「ウィンウィンの関係」を築けている。

「たとえば脳神経外科の先生が手術をしている時に、「頭を打った患者さんが来たから、救急外来まで来て診察してほしい」と言われたら、苛立つこともあると思います。重症のケースもあるから、診ないわけにはいかないけど、軽症のケースがほとんどですからね。また、ベテラン外科医にとっては、小さな縫合より大きな手術がしたいでしょう。ですから、われわれ救急医が初期治療をするようになった時には、「えっ、こんなこともしてくれるんですか？」とすごく感謝されましたし、いざ専門医の手が必要な時は、すぐに手助けしてくれる関係になりました」

患者の受け入れも「連携」がキーワードだが、治療でも病院内のチームプレーが重要だ。救急医と各科専門医、ベテラン救急医と研修医、医師と看護師のバトンタッチがうまくいくと、特定の誰かに負担がかかることなく、患者も質の高い医療を受けられる。

さまざまな病院への取材を通し、上下関係がなく風通しのいい救急現場は、関係性が良いことを肌で感じた。たとえば、看護師や研修医がベテラン医師相手になんでも物申せる雰囲気のある現場は、不明点があれば即座に相談することができ、医療ミスを事前に防げる可能性が高いだろう。また、救急医と各科専門医が頻繁にやりとりしている病院は、お互いの役割が認識でき、必要な時にそれぞれが手を差し伸べやすい。

とはいえ、立場にとらわれずなんでも相談でき、それに応えられる現場の雰囲気というものは、救急医にある程度の「余裕」がないと生まれにくい。現場をまわすこと、目の前の患者を診ることに精一杯の状況では難しいだろう。この点においても、救急医の一定数確保が課題になってくる。

4 医師不足への処方箋

倉敷中央病院に研修医が集まる理由

理想的な救急医療を実現させるためには、救急医、あるいは救急に専従する医師の確保が必要だ。しかし――ある病院副院長が嘆く。

「不足する医師を各病院が奪いあっている状況です。人が潤沢にいれば解決できる問題が多いのですが、募集しても来てくれません」

大学病院であれば、大学から研修医や若手の医師が派遣されるために、そこまで人手不足に悩むことはないが、地域の中核病院は救急医不足に悩んでいるのが現状だ。救急医を確保するには、救急専門医の資格を取得したい後期研修医に勤務してもらうケースが理想だが、そのためには研修医が「ここで学びたい」という意欲を掻《か》き立《た》てるような、病院独自のカリキュラムを用意する必要がある。

その点で興味深いのが倉敷中央病院だ。同院の場合、ＥＲ立ち上げ当初は池上医師を含む四人でのスタートだったが、現在では三十五人もの医師がいる。ドクターカーやドクターヘリを有するわけではない。いわゆる「カリスマ医師」もいない。離島研修などの特徴的なカリキュラムもない——それでも毎年、多くの研修医が勤務を希望する。人気の秘訣はなんだろうか。

「わからないんですよね」と、池上医師が笑う。

「もちろん一生懸命指導しますすし、教育カリキュラムも工夫しています。でも、あまり目を引くものはなく、どちらかというと地味です。ただ、あえていうなら岡山県内の病院で完結するプログラムにはしています。後期研修医は年代的に二十代後半から三十代はじめですが、家庭を持ち始める人も多い。救急の専門医になるために三年間学ばなければいけない時、引っ越しせず、一つのところに軸足を置いて学ぶのもいいのではないか、と。当院ではERに特化した診療ができ、ここに所属しながら、近隣の二次病院を中心に数か月間、救急医療を研修するカリキュラムです」

救急医が増えれば他の医師も増える

救急医を確保すると、各科が自分の専門分野の治療に専念することができ、当直などの負担も減る。すると、病院に医師が定着しやすくなるという。

そのことはデータでも示されている。

日本救急医学会が救急科専門医のプログラムを有する医療機関二百八十九施設にアンケートをとり、日本病院会による調査と合わせて検証すると、救急専門医数が多い病院では、過去十年間で常勤医数が増加する傾向にあったのだ。実際の調査結果をもとに、東京医科歯科大学の大友医師に解説してもらった。

「救急医の数が多い病院では、医師全体の数が増加する傾向にあるんです。さらに、救急車の受け入れ台数が多いほど医師の数が増加し、医師あたりの病床数が多い病院では医師が減少する傾向もみられました」

とくに医師獲得に苦戦している地方の百四十九の公的病院において、救急医が平均三・三人と多い医療機関では、常勤医が一・三倍に増加している。不変（微増）の医療機関では救急医が一・八人、減少しているところでは救急医が平均一・六人だから、明らかな差が出ていると言えるだろう。また、救急科専門医プログラムがある地方病院は、医師獲得に関して全国平均よりも健闘していることもわかった。

つまり、「医師の地域偏在」を解決する策としても、救急医の育成数を大幅に増やすことが有効なのだ。大友医師が言う。

「救急医と外科医が足りない。ここを増やせば、地方の経営が厳しい公的な病院でも、医師が増えることがわかっています。都心でたくさん救急医を育成し、地方に供給するという発想が必要でしょう。私のところは医局員七人でスタートし、現在七十四人になりました。この若手の医師たちを東京医科歯科大学の関連病院に派遣しています」

二十四時間、常に救急医が救急医療を担うには「救急医三・三人」では足りない。しかし、三人いれば昼間は回る。昼間に救急医が救急診療の手続きや、非合理的・非効率的な部分を整理すれば、夜にほかの科の先生が当直しても負担が少なくなる。各科の医師の負担を減らし、地方に医師を定着させるためにも、どの病院もまずは貴重な救急医を集めるという発想が望ましい。

いい循環をどうつくるか

熊本赤十字病院の奥本医師は「五人までは踏ん張り時」と話す。

「私がここに来た当初はちょうど五人だったのですが、五人では二十四時間シフトを回すのに精一杯。若い世代に救急医療の魅力をアピールするとか、教えるという余裕がないんです。そこを何とかしてがんばって増やすと余裕ができて、周りからも楽しそうな職場に見える。そうすると人が増える、患者さんをたくさん受け入れられる、という循環になります」

湘南鎌倉総合病院は「いい循環」の典型例だ。現在救急医療に専従する医師は二十一人で、そのうち女性医師も七人いる。救急医が家庭を持ちながらも働けるとなれば、さらに人が集まりやすい。この人数の救急医と研修医で、救急車による搬送が年間約一万四千人、ウオークイン患者数が二万八千人と、全国平均のおよそ倍ほどの患者を受けている。

さらに同院は、五年ほど前から三交代のシフト制を導入し、どの時間帯も八時間が基本で、最大でも十二時間勤務だ。医師の過重労働を回避する三交代シフト制にも、いい循環をつくる秘密があるように見えた。

救命救急センター長の山上医師は、かつては内科医で「自分の患者は自分で診る」という志を持っていた。そのため、休みの日でも当直明けでも夜中でも、自分の患者の具合が悪くなればずっと帰れない。三十六時間勤務がザラにあったという。

「しかし、この生活を十年、二十年やるのは無理だ、と思いました。生活の質が悪くなるというより、勤務中の集中力が続かない。医者という職業を続ける人材も不足してしまいます。働く時は一生懸命、でも時間がきたら自分が診察した患者をチームに託す。そのほうが自分も、医師の家族も、そして患者さんも守ることになると思います」

ただし、シフト制にすると出勤回数は多くなる。たとえば三十六時間勤務なら、一気に三〜四回分の勤務をこなしていることになり、まとまった休みを取りやすい。どちらがいいかは人それぞれかもしれないが、働き方改革が進み、若手医師が「働きやすさ」を重視する昨今、シフト制の流れは今後避けられないだろう。

筆者が見た救急医療の現場では、三交代（たとえば八時〜十六時、十六時〜深夜〇時、〇時〜八時）どころか、二交代（六時〜十八時、十八時〜翌六時）さえ不可能な病院があった。そして、そういう病院ほど医師を獲得しづらい現状がある。医師獲得→人手がある→シフト制→働きやすい→患者の受け入れ増、という流れを作ることが求められている。

5　私たち患者にできること

救急隊に必要な情報を残しておく

緊急時に救急医療をスムーズに受けるために、私たち患者にもできることがある。

関西を中心に「命のカプセル」と呼ばれるものがあることをご存じだろうか。ある自治体の広報紙には、次のような説明書きがあった。

もしもの時に必要な医療情報を救急隊員に伝えるのは自分では困難なことが予想される。その時に家族がそばにいなくても、このカプセルを用意しておけば、適切な人にいち早く大切な情報を伝えることができ、迅速で的確な救命活動を受けることができる仕組みです。

ごく簡単に説明するとこうだ。

一人につき一枚配布される「命の情報カード」に、既往歴や服用中の薬名を記載しておく。また、一世帯に一カプセル、ペットボトルのような「命のカプセル」が配布されるので、同居人数分の「命の情報カード」をカプセルに入れておく。カプセルの保管場所は、誰でもわかる冷蔵庫のドアポケットだ。さらに、玄関の扉の内側などに「命のカプセルがある」というマグネットを貼っておく。そうしておくことで、緊急時にマグネットを目にした救急隊員が、救急患者にまつわる情報を得られるというわけだ。

この「命のカプセル」は、救急に携わる職員からするとありがたい情報源となる。とくに本人が意識不明の際、どんな薬を飲んでいるか、今まで大きな病気にかかっていたかなどを把握するのに、救急現場にかなりの労力がかかっているからだ。

「服薬には、絶対に飲まないといけない薬、今絶対に飲ませてはいけない薬、少し乱暴な言い方になりますが、どうでもいい薬があって、それがわかると対応がスムーズです」

あとからびっくりするような情報が出てきたりする、と堺市立総合医療センターの中田医師が苦笑いしていた。

湘南鎌倉総合病院の辻山医師は「お財布に、服用中の薬名を書いたメモを入れておいてほしい」と提案する。患者本人が外で倒れて意識不明の場合も、身元把握や家族への連絡先のため、救急医はまず財布を確認する。そこで薬名がわかれば、既往歴がわかり、緊急時の治療を即座に始められるためだという。

なぜ福岡県の救命率は高いのか

患者側の立場としてだけではない。崩壊していく救急医療のなかで、医療従事者でない私たちが、誰かの命を救うこともできる。

実は、各地域の心肺停止患者の救命率には差があることをご存じだろうか。心肺停止とは「意識なし、呼吸なし、循環なし」の状態で、これらがすべて戻ることを「救命率」という。心臓と呼吸が止まってから一分経過するとともに、救命率は七〜一〇％低下していってしまう。したがって、救急隊を待つ間に現場に居合わせた一般市民（バイスタンダー）が応急手当てを行えるかどうかで、救命の可能性は大きく変わる。

急変による心肺停止の原因の多くが急性心筋梗塞だ。そのうち救命可能な心肺停止は全体の約一〇％といわれ、発症十数分以内の蘇生行為が必要となる。

第1章で見たように、119番コールをしてから救急車が現場に到着するまでにかかる時間は全国平均で八・六分。現場が高層マンションの場合など、救急隊が現地に到着して傷病者に接触するまでには、さらに時間を要することもある。命を守るためには、バイスタンダーが救護の手を差し伸べることが重要だ。具体的には、質の高い胸骨圧迫や人工呼吸を行ったり、傷病者にＡＥＤを迅速に装着することだ。

救命可能な心肺停止患者に対する救命率（一か月後の生存率）が最も高いのは、福岡県だ。その値は約二二％で、全国平均一三・五％を大きく上回っている。ちなみに、東京都は約一一・八％だから、実に二倍近い。

福岡県の救命率の高さの理由はどこにあるのか。福岡市消防局によると、同市では成人の四〇％が救命講習を受講しているのだという。市が根気よく呼びかけているそうだ。

「急に倒れて、反応のない傷病者を目の前にして、胸骨圧迫などの行動を開始することはとても勇気がいることです。一歩踏み出す勇気をもっていただくためにも、胸骨圧迫や人工呼吸など正しい応急手当を習得できる救命講習の受講を、市では強く勧めています。やり方がわからない時には、１１９番通報時に教えてもらうこともできるので、住民には勇気をもって行動してほしいと広報しています」

このように、地域の救急医療能力を高く維持するには、市民、救急隊、病院の団結が不可欠だ。

もちろん、誰かの急変時に一般市民が蘇生行為を行うだけでなく、１１９番から救急車が現場に到着するまでの時間、現場から搬送病院までの時間を短縮しなければならないことは言うまでもない。

たとえば大阪は、現場到着時間などの救急機能は充実しているのに、一般市民による応急手当実施率は全国平均五五・八％を下回る五三・九％だ。となると、大阪では市民啓発に努めることで救命率を向上させられるかもしれない。

福岡県は、住民が積極的に救急医療に関わっていることに加え、搬送時間が全国でトップクラスに速い。救急車の現地到着時間は全国平均八・六分に対して、福岡県は七・八分(表1－1参照)。また、現場から病院への搬送時間も全国平均が三九・三分に対し、福岡県は三〇・七分だ。病院立地などの地理的な要因もあるかもしれないが、福岡県福岡市の場合、要請の連絡三回までで搬送先の病院が「九九％決まる」という。しかも、その大半が一回で決まるそうだ。

困るのはこんな患者

救急車の搬送先が決定するまでには、病院側が患者を受け入れられるかという問題だけではなく、患者側が「病院を指定する」ことがあり、それで難航するケースもあると耳にした。湘南鎌倉総合病院の関根医師が困惑気味に話す。

「私たちは、患者さん自身が救急だと思った時に救急車を呼ぶことについては否定しません。けれども、救急隊に対して「ここの病院に行ってほしい」という要求を患者さんがすることに対しては疑問を感じています。この病院に普段かかりつけで通っている、それを救急隊に情報として伝えるのは構いません。しかし、そのうえでどこに搬送するかはプロである救急隊に任せるべきではないでしょうか」

　湘南鎌倉総合病院は、その名前が示すように鎌倉市にあるが、時には遠く離れている横須賀市や三浦市に住む患者の救急搬送があるという。

「横須賀市から救急車で一時間近くかけて当院に来た場合、帰りは緊急走行できませんから一時間以上かかります。諸々の手続きも考えると、そのことによって地域の救急隊が二時間、三時間と使えなくなるんです。遠方から来た救急隊に理由を尋ねると「直近搬送を提案して説得もしたけれど、強い希望があって聞いてもらえなかった」と、彼らも本当に困っているんです」

　東京消防庁でもこんな声を聞いた。

「夜間帯や休日は、基本、内科系、外科系で分けて病院選定を行います。怪我をしたら外科系への救急搬送となるのですが、整形外科医でないと嫌だという方もいます。すると、病院選定にも時間がかかりますし、医療機関側からも「こちらの分野ではありません」と断られやすくなってしまいます。しかしご本人が「整形外科に行きたい」と言っている以上、連れていかなければ後々苦情に発展する。もちろん、緊急度・重症度によっては直近搬送を説得しますが、病院選定に関しては任せてもらえたら……」

結果として軽症で救急車を呼んでしまったという事例よりも、呼んだ後に行き先を指定するほうが問題ではないか。どうしてもある病院に行きたいのであれば、介護タクシーなどを利用するべきだろう。緊急搬送を目的とした公共の交通手段で、目的と一致しないような要求をするのは避けたい。

研修医はむしろ見逃しが少ない？

病院選定の問題だけではない。患者サイドには、研修医に温かい目を向ける姿勢も求められている。

救急医療の現場が二十四時間体制で回っているのは、新米医師、つまりフレッシュな研修医がいるからこそだ。しかし今医師は「若い研修医が救急医療にいることが、まるで害であるかのように捉える人がいる」と、怒ったように言う。

「ゴールデンウィーク、夏休み、年末年始などは、普段より何倍もの患者さんが救急を受診します。その中で若い研修医や看護師は献身的に働いている。まだ一人前には診療できないかもしれない。けれども、彼らが現場で学ぶからこそ、この国の数年後の医療が支えられているんです」

若い医師はミスをしないことで精一杯だ。患者への対応に余裕がない。その結果、「こっちは苦しいのになんで学生に診察させるんだ」「ベテランを出せ」「雑だ」という患者の訴えが少なくないという。数多くの救急現場から、そうした患者を嘆く声が上がっている。

患者側の気持ちもわからないではない。筆者も救急患者となった時に、研修医に診察してもらった経験がある。あの時は不安だった。手際も悪く、こちらは早く診断してもらって楽になりたいのに、なぜ新米が出てくるのかと正直思った。

しかし、全国の救急現場を回った今ならこう思う。研修医は経験こそ浅いものの、救急医としてすべての臓器の疾患を頭に入れ、自分が研修医という立場も自覚して、丁寧に診察してくれる存在だ、と。

「中途半端なベテラン医が決めつけて診察するより、よほど安全かもしれない」

鹿児島県立大島病院の原医師もそう言っていた。原医師が率いる救命救急センターには「研修医の心得」という貼り紙がある。そこには「患者さんはあなたを研修医ではなく医師とみなしている」「救急外来は病院の顔です」などという格言とともに、「白衣のポケットに手を突っ込まない」「必ず上級医に相談を」とある。

そう、どの医療機関でも研修医一人には決断をさせず、必ず上級医と相談してから最終的な診断や治療方針を立てているのだ。二人の医師が慎重に診ているのだから、むしろ見逃しは少ないと言ってもいいだろう。

「国民全体が研修医を育てるという意識を持ってほしい」

あるベテラン救急医がそう指摘する。

私たち患者が物ではないように、医療者もただの職業ではない。救急医療を愛し、誇りをもっているからこそ激務に耐えていることを私たちも理解したい。

患者として、その家族として救急医療に関わる時は、つらい時でも「ありがとう」という一言を添えたいものだ。筆者が取材した限りでは、離島に住む人たちは医療の重要性を理解しており、若い研修医や、ちょっとつたない診療行為でも、患者は医療者を敬い、話をよく聞いているように見えた。

救急の現場は高齢化社会にともなって患者数が右肩上がりに増え続け、追い打ちをかけるように日中に病院を受診できない人や、生活困難者、終末期、虐待被害者などといった医療の、そして社会の闇をかぶせられている。

自力で病院に行けない、何らかの理由で病院や社会から受け入れられない人々が、「救急」という手段で医療とつながる。だから救命救急は「命の砦」であるとともに、社会から取り残される人を守る最後のセーフティネットだ。国内の救急車は無償で走り、国民皆保険によって私たちは医療サービスを等しく受けられる。

搬送患者が増える中でも一分一秒を無駄にしない救急隊員と、いつでもどこでも「救急医」の矜持《きょうじ》で働く医師がいる。看護師や救急救命士も、救急の現場を守っている。国は単なる受診抑制ではなく、医療関係者が治療をしやすく、かつ患者が心身の調子を崩した時に地域の医療機関に頼れる環境整備を進める必要があるだろう。

そして私たち国民も、「救命救急」という貴重な資源を守るため、できることをやり、変わるべきは変わらなければならない。

おわりに

本書の取材申し入れは非常に難航した。

映像ではなく文字にするために、救命救急の現場を取材したいという申し出は、これまであまりなかったのだろう。多くの病院に断られ、途中でめげてしまう時期もあった。紆余曲折《うよきょくせつ》を経て、最初に密着取材をＯＫしてくれたのは、救急患者を日本一受け入れている湘南鎌倉総合病院だった。「いつでもどうぞ。誰かが必ずここにいますから」と、救命救急センター長の山上浩医師からびっくりするような答えが返ってきたのだ。同院の救急医療の扉が、常に地域に向けて開かれている証だと感じた。

「患者さんを『受け入れられない理由』を述べるより、目の前の患者さんを『どうすれば受け入れられるか』を考えたい」

山上医師が語った言葉が胸に残っている。「できない」と切り捨てるのではなく、「できる」「続けられる」道を模索する。その姿勢には、医療に限らず、あらゆる業種における継続のヒントが眠っているのではないかと考えた。

密着取材は心身ともにハードなものだった。人の生死が行き交う現場では、見聞きするすべてが重くて、一分一秒が長く、体がだんだんと鉛《なまり》のようになっていく。だが現場では、若い医師を中心に皆が懸命に働いていた。だから、私も泣き言を口にしたくはなかった。

救急医療に携わる人々は「明日が今日と同じであるとは限らない」ということを誰よりもよく知っている。筆者も現場をこの目で見て、その思いをいっそう強くした。明日交通事故に遭うかもしれないし、災害が起きるかもしれない。

取材中、ある患者さんを見て思わず涙した。それを見て、上段あずさ医師が「こちらにおいで」というように手招きをしてくれた。その瞬間、現場にいる人は同じ命を見つめているのだと思った。生きていると、誰しも死にたいほどつらいことがある。けれども救急医療の場にいると、社会から生かされている命を、自ら絶つことの悲しさを感じる。救急医をはじめ、自分の知らない誰かが、あなたの命を想っていることを知ってほしい。

結果的に、本書の取材には多くの病院が協力してくれた。これだけ日本の救急医療の

「生の声」が詰まった本は、他にないと自負している。

とくに感謝したいのは、やはり湘南鎌倉総合病院である。同院の取材では、山上医師を筆頭とする救急医、研修医の先生方、看護師、救急救命士の皆さんと、多くの時間を共に過ごした。本当にありがとうございました。同院広報の菅原俊平さん、密着取材にまつわるさまざまな調整を図っていただいたことに、深く感謝いたします。

東京女子医科大学の林和彦教授、池袋大谷クリニックの大谷義夫医師にも御礼の言葉を伝えたい。お二方とは、医師とはどうあるべきか、常日頃から筆者とディスカッションする機会をいただき、本書執筆の際にもアドバイスを頂戴した。

本書で記した密着取材の一部は、「文藝春秋」二〇一九年一月号で発表する際に取材したものだ。担当編集者であった文藝春秋の鈴木康介さんは、救急医療に着目した筆者に対し、掲載の場を作ることに尽力してくれた。この場を借りてお礼を申し上げたい。

また、書籍化するにあたって、より深く救急医療を追いかけるための道標となってくれたのは、NHK出版の粕谷昭大さんだ。粕谷さんがいなければ、本書を出版することは到底難しかった。随所で見せた、救急医なみに的確でスピーディな判断には脱帽した。

救急車が来なくなる日――そのような事態を回避するべく、本書は生まれた。

本文でも繰り返し述べたように、行き先のなくなった救急車は路上に留まり、次の傷病者のもとに向かえない。もし「次の傷病者」が自分、もしくは大切な人で、119番で救急要請をした時に、救急車が来ないとしたら、そのために不幸に至ることがあったとしたら――。こんな地域には暮らせないと思うに違いない。救急医療が安全に維持機能している、つまり「万が一の時にいつでも医療を受けられる」という保証があるからこそ、すべての地域住民が安心して暮らすことができるのだ。

救急医療は特定の医療機関の一診療科ではなく、地域社会全体のインフラであり、もしもの時のセーフティネットである。これが崩壊に向かうのか、それとも再生していくことができるか、日本はまさに分岐点に立っている。国による早急なシステム整備が望まれる。

一年後も十年後も変わらず、万が一の際は救急車が無償で早急に駆けつける。そういう社会であることを心から願っている。

二〇一九年七月

笹井恵里子

本書の取材にご協力いただいた皆様（順不同）

湘南鎌倉総合病院救命救急センター（神奈川県）
山上浩医師／大淵尚医師／中野秀比古医師／関根一朗医師／上段あずさ医師／時田祐介医師／深澤美咲さん／渡部圭介さん／加藤大和さん

堺市立総合医療センター救命救急センター（大阪府）
中田康城医師

横浜市立みなと赤十字病院救命救急センター（神奈川県）
武居哲洋医師／中山祐介医師

東京医科歯科大学救命救急センター（東京都）
大友康裕医師

熊本赤十字病院救命救急センター（熊本県）
奥本克己医師

八戸市立市民病院（青森県）
今明秀医師／野田頭達也医師

東京女子医科大学救命救急センター（東京都）
矢口有乃医師

鹿児島県立大島病院救命救急センター（鹿児島県）
原純医師

喜界徳洲会病院（鹿児島県）
浦元智司医師／辻山美菜子医師／浅井佑介医師／數馬稔己医師

広島市立広島市民病院救命救急センター（広島県）
西岡健司医師／廣常信之医師／吉田英生医師／河野美雪さん／杉山直子さん

倉敷中央病院救命救急センター（岡山県）
池上徹則医師／舩冨裕之医師／村松寛惟医師／國永直樹医師

墨東病院救命救急センター（東京都）
浜辺祐一医師

参考文献

河野寛幸、太田凡『にっぽんER――「いつでも！誰でも！」の救急医療』2003年、海拓舎
浜辺祐一『救命センター「カルテの真実」』2018年、集英社文庫
寺澤秀一『話すことあり、聞くことあり――研修医当直御法度外伝』2018年、シービーアール
「Emerlog」2019年1月号（「特集 ドクターが診る×ナースが診る 危ない救急疾患の見抜きかた」）2019年、メディカ出版

校閲　福田光一
DTP　㈱ノムラ

笹井恵里子　ささい・えりこ
1978年生まれ。ジャーナリスト。
日本医学ジャーナリスト協会会員。
「サンデー毎日」編集部記者を経て、
2018年よりフリーランスに。
医療健康ジャンルを中心に精力的な取材を続け、
週刊誌・月刊誌で多くの記事を執筆。
著書に『週刊文春 老けない最強食』(文藝春秋)、
『不可能とは、可能性だ』(金の星社)など。
ブログ https://ameblo.jp/sasaieriko/

NHK出版新書 594

救急車が来なくなる日
医療崩壊と再生への道

2019年8月10日　第1刷発行

著者　笹井恵里子 ©2019 Sasai Eriko
発行者　森永公紀
発行所　NHK出版
〒150-8081 東京都渋谷区宇田川町41-1
電話 (0570) 002-247 (編集) (0570) 000-321(注文)
http://www.nhk-book.co.jp (ホームページ)
振替 00110-1-49701

ブックデザイン　albireo
印刷　壮光舎印刷・近代美術
製本　二葉製本

本書の無断複写(コピー)は、著作権法上の例外を除き、著作権侵害となります。

落丁・乱丁本はお取り替えいたします。定価はカバーに表示してあります。

Printed in Japan ISBN978-4-14-088594-9 C0236

NHK出版新書好評既刊

なぜ大谷翔平はメジャーを沸かせるのか
ロバート・ホワイティング

大谷が花開いたのは先達の苦闘があったからだ。愛憎のエピソードを軽妙に描きながら「大谷現象」とその背景を解き明かす、唯一無比の野球論！

579

自閉症という知性
池上英子

「普通」って何だ？ 世界の「見え方・感じ方」が異なる自閉症当事者たちを訪ね、「症状」という視点からは理解できない、驚くべき知性を明らかにする。

580

おとなの教養2
私たちはいま、どこにいるのか？

池上 彰

AIからキャッシュレス社会、日本国憲法まで。歴史や経済、政治学の教養をベースに、わかりやすい解説で問題のみなもとにまで迫る第2弾！

581

宅地崩壊
なぜ都市で土砂災害が起こるのか

釜井俊孝

豪雨や地震による都市域での土砂災害は、天災なのか？ 戦後の「持ち家政策」の背景と宅地工法を辿り、現代の宅地の危機を浮き彫りにする！

582

腐敗と格差の中国史
岡本隆司

なぜ党幹部や政府役人の汚職がやまないのか？ なぜ共産主義国で貧富の差が拡大するのか？ 実力派歴史家が超大国を蝕む「病理」の淵源に迫る！

583

富士山はどうしてそこにあるのか
地形から見る日本列島史

山崎晴雄

関東平野はなぜ広い？ リアス海岸はどうしてできる？ 富士山が「不二の山」の理由とは。足下に広がる大地の歴史を地形から読む。

584

NHK出版新書好評既刊

55歳からの時間管理術
「折り返し後」の生き方のコツ

齋藤 孝

いよいよ「人生後半戦」に突入した50代半ば。気がつくと〝暇〟な時間が増えてきた。ついに手に入れた自由な時間を、いかに活用すればよいか？

585

人体 神秘の巨大ネットワーク
臓器たちは語り合う

丸山優二
NHKスペシャル「人体」取材班

生命科学の最先端への取材成果を基に、従来の人体観を覆す科学ノンフィクション。大反響を呼んだNHKスペシャル「人体」8番組を1冊で読む！

587

コケはなぜに美しい

大石善隆

岩や樹木になぜ生える？「苔のむすまで」はどれくらい？ 静寂と風情をつくるコケの健気な生き方を、200点以上のカラー写真とともに味わう。

588

米中ハイテク覇権のゆくえ

NHKスペシャル取材班

情報・金融・AIなどのハイテク分野で、アメリカの覇権を揺るがし始めている中国。日本の命運を左右する、二つの超大国の競争の真実に迫る。

589

暴走するネット広告
1兆8000億円市場の落とし穴

NHK取材班

あなたが見ているそのサイトで誰かが〝不正に〟儲けている——。急成長を遂げるネット広告の問題点を「クローズアップ現代＋」取材班が徹底追跡。

590

がんから始まる生き方

養老孟司
柏木 博
中川恵一

がん患者・治療者・助言者の3氏が、がんになって得た視点や死生観を縦横無尽に語りつくす！ 類書のない、大人のための「がん体験指南書」！

591

NHK出版新書好評既刊

ふしぎな鉄道路線
「戦争」と「地形」で解きほぐす

竹内正浩

東京〜京都の鉄道は東海道経由じゃなかった？ 山陽本線の難所「瀬野八」誕生の理由は？ 九州の幻の巨大駅とは？ 史料と地図で徹底的に深掘り！

592

明るい不登校
創造性は「学校」外でひらく

奥地圭子

不登校に悩む親子の駆け込み寺・東京シューレの創始者が、変化する現状を的確に描き、不登校経験者の豊かな将来像を経験に基づき説得的に示す。

593

救急車が来なくなる日
医療崩壊と再生への道

笹井恵里子

119番ではもう助からない!? 都心の大病院から離島唯一の病院までを駆け巡ったジャーナリストが、救急医療のリアルと一筋の希望をレポートする。

594

幸福な監視国家・中国

梶谷懐
高口康太

習近平政権のテクノロジーによる統治が始まった。なぜ大都市に次々と「お行儀のいい社会」が誕生しているのか!? その深層に徹底的に迫る一冊！

595

8050問題の深層
「限界家族」をどう救うか

川北稔

若者や中高年のひきこもりを長年研究してきた社会学者が、知られざる8050問題の実相を明らかにし、従来の支援の枠を超えた提言を行う。

596